AF825627

Meibert • Schellens

Therapie-Basics
Mindfulness-Based Cognitive Therapy (MBCT)

Online-Material auf psychotherapie.tools

Mit dem untenstehenden Freischalt-Code erhalten Sie die digitalen Arbeitsmaterialien aus diesem Buch. Hierfür ist eine Registrierung auf psychotherapie.tools notwendig:

1. psychotherapie.tools/online-material öffnen.
2. Freischalt-Code eingeben.
3. Auf »Freischalt-Code einlösen« klicken. Der Code ist einmal gültig.
4. Im Warenkorb auf »Credits einlösen« klicken und Vorgang nach Login abschließen.
5. Arbeitsmaterialien nutzen.

Die Arbeitsmaterialien stehen Ihnen in Ihrem Kundenkonto unter »Mein Material« dauerhaft zur Verfügung. Sie sind für Ihren persönlichen Gebrauch bestimmt.
Als Institution mit mehreren Nutzer:innen wenden Sie sich bitte an vertrieb-psychotherapie.tools@beltz.de

MGHU9D48E9

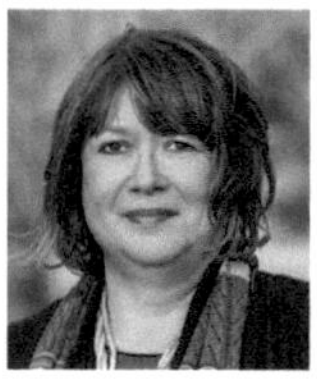

Petra Meibert, Dipl.-Psych., Heilpraktikerin, Meditationslehrerin. Sie leitet seit 2016 das Achtsamkeitsinstitut Ruhr zusammen mit ihrem Mann Jörg Meibert und Prof. Dr. Johannes Michalak in Essen. Sie ist MBSR-, MBCT- und MBPM-Ausbilderin und Supervisorin und war 15 Jahre lang 2. Vorsitzende des MBSR-MBCT Verbandes. Petra Meibert hat internationale Ausbildungserfahrung und für den deutschsprachigen Raum eine MBCT-Ausbildung mit Prof. Dr. Mark Williams als Mentor entwickelt. Zuletzt hat sie eine private Tagesklinik für Psychiatrie und Psychotherapie mit einem achtsamkeits- und mitgefühlsbasierten Therapieansatz aufgebaut und geleitet. Aktuell bietet sie neben ihrer Ausbildungstätigkeit auch verschiedene Fortbildungen für Achtsamkeitslehrende und Therapeut:innen sowie achtsamkeitsbasierte Psychotherapie in privater Praxis an.

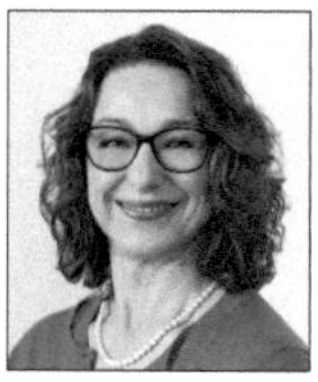

Dagmar Schellens, Dr. med., Fachärztin für Psychosomatische Medizin und Psychotherapie und Psychoanalytikerin (DGIP, DGPT, DGPM), ist seit 2015 MBSR- und seit 2019 MBCT-Lehrerin. Sie leitet regelmäßig MBCT-Kurse im ambulanten Setting. Als Mitglied des MBSR-MBCT-Verbandes ist sie in verschiedenen verbandsinternen Arbeitsgruppen aktiv. Seit 2007 ist Dagmar Schellens als Fachärztin in eigener Praxis niedergelassen und als Dozentin, Lehranalytikerin und Supervisorin in der psychodynamisch-psychotherapeutischen Aus- und Weiterbildung am Alfred-Adler-Institut Mainz mit einem traumatherapeutischen Schwerpunkt tätig.

Petra Meibert • Dagmar Schellens

Therapie-Basics Mindfulness-Based Cognitive Therapy (MBCT)

Mit Online-Material

BELTZ

Petra Meibert, Dipl.-Psych.
Achtsamkeitsinstitut Ruhr
Hyssenallee 52-56, 45128 Essen

Dr. med. Dagmar Schellens
Psychotherapeutische Praxen Mainspitze
Bahnhofstrasse 22, 65474 Bischofsheim

MIX
Papier | Fördert gute Waldnutzung
FSC® C089473
www.fsc.org

Dieses Buch ist erhältlich als:
ISBN 978-3-621-29165-1 Print
ISBN 978-3-621-29166-8 E-Book (PDF)

1. Auflage 2025

Verlagsgruppe Beltz
Werderstraße 10, 69469 Weinheim
service@beltz.de

Lektorat: Andrea Glomb
Umschlagbild: Lina-Marie Oberdorfer
Herstellung: Myriam Frericks
Satz: WMTP Wendt-Media Text-Processing GmbH, Birkenau
Druck und Bindung: Beltz Grafische Betriebe, Bad Langensalza
Beltz Grafische Betriebe ist ein Unternehmen mit finanziellem Klimabeitrag (ID 15985-2104-1001).
Printed in Germany

Weitere Informationen zu unseren Autor:innen und Titeln finden Sie unter: www.beltz.de

Inhalt

Verzeichnis der Arbeits- und Informationsblätter

Hinweise zur Arbeit mit diesem Buch

Zur Reihe »Therapie-Basics«

Die Reihe »Therapie-Basics« besteht aus Einzelbänden, die sich jeweils mit einer Therapieform, einem Setting oder einer Technik beschäftigen. Sie bietet durch das kompakte Darstellen der Inhalte auf einzelnen Informationsblättern einen klaren Überblick über die einzelnen Themenbereiche und ermöglicht ein schnelles Nachschlagen, Wiederfinden und Aneignen der Inhalte.

Zu den Icons

Alle Informations- und Arbeitsblätter sind mit verschiedenen Icons ausgestattet, die zur Orientierung auf den Materialien dienen. Folgende Icons begegnen Ihnen in diesem Buch:

V **Verstehen:** Auf Informationsblättern mit diesem Icon werden Hintergründe und grundlegende Informationen zu den einzelnen Themen angeboten.

E **Einsetzen:** Wenn es auf einem gesamten Informationsblatt um die konkrete Umsetzung in die Praxis geht, ist es mit diesem Icon gekennzeichnet.

R **Reflektieren:** An diesem Icon erkennen Sie Arbeitsblätter, die zur therapeutischen Selbstreflexion eingesetzt werden können.

Ü **Überprüfen:** Ob Sie sich mit dem Wissen ausreichend vertraut machen konnten, überprüfen Sie mit den Arbeitsblättern, die dieses Icon tragen.

In der Praxis: Mit diesem Icon gekennzeichnete Abschnitte illustrieren die direkte Übertragung von Wissen in die therapeutische Praxis.

Im Gespräch bleiben: Dieses Icon weist auf beispielhafte Therapiedialoge hin.

Vorwort

Vorwort von Petra Meibert. Ich bin Anfang der 2000er Jahre durch die MBSR-Ausbildung, an der ich teilnahm, zu MBCT gekommen. Mein persönliches Leben wurde durch die Praxis der Meditation so sehr bereichert, dass ich diese Möglichkeit in der Form des 8-Wochen-MBSR-Programms weitergeben wollte. Ich habe in der ersten Phase meiner Tätigkeit als MBSR-Lehrerin sehr viele MBSR-8-Wochen Kurse geleitet und Erfahrungen mit dem Format gesammelt. Dann machte mich Johannes Michalak von der Ruhr-Universität Bochum, bei dem ich schon meine Diplomarbeit über die Achtsamkeitsmeditation geschrieben hatte, auf das MBCT-Programm aufmerksam – und ich fing sofort Feuer. Menschen, die unter rezidivierender Depression litten, die Praxis der Achtsamkeit beizubringen, erschien mir als Psychotherapeutin und Achtsamkeitslehrerin sehr sinnvoll, zumal die Forschungsergebnisse zu MBCT vielversprechend waren. Gleichzeitig galt mein Interesse auch der Idee, MBSR-Lehrer:innen, die über klinische Erfahrung verfügten, also als Therapeut:innen arbeiteten, in MBCT auszubilden. Ich war mittlerweile in dem Ausbildungsinstitut, in dem ich MBSR erlernt hatte, als Ausbilderin tätig. Johannes Michalaks Interesse galt Forschungsprojekten zu MBCT und mein Interesse war eher praktischer Natur, ich wollte die Methode erlernen und sie dann auch an Kolleg:innen weitergeben. Wir verabredeten uns mit Prof. Mark Williams, einem der Begründer von MBCT, als er für einen Vortrag in Brüssel war. Er war sofort begeistert von unseren Ideen und sicherte uns seine Unterstützung sowohl in der Forschung als auch für die Entwicklung einer Ausbildung zu. So trafen wir uns auf Einladung von Mark Williams mit einem internationalen Kollegenkreis mehrere Jahre lang jeweils zu Beginn des Jahres in Oxford, wo er mittlerweile forschte und arbeitete.

Meinen ersten MBCT-Kurs leitete ich an der Universität Bochum anhand des Manuals und unter Supervision von Prof. Michalak. Es nahmen Kolleg:innen und einige wenige Patient:innen teil und wir waren alle begeistert. So begann mein Weg mit MBCT, auf den ich mich mit ganzem Herzen eingelassen habe, weil ich es so eine wunderbare, hilfreiche ergänzende Möglichkeit finde, Menschen zu helfen, das Leid (an Depressionen, Ängsten, Zwängen etc.) in ihrem Leben zu reduzieren. Seit 2007 bilde ich anfangs in Zusammenarbeit mit Prof. Mark Williams in Deutschland, Norwegen, Irland und Polen in MBCT aus, heute nur noch im deutschsprachigen Raum, und gebe mein Wissen auch in Workshops weiter. Ich habe mich gefreut, die Gelegenheit zu bekommen, zusammen mit meiner Kollegin Dagmar Schellens ein Fachbuch über MBCT zu schreiben und hoffentlich auf diese Weise zur Verbreitung von MBCT beizutragen. Ich möchte an dieser Stelle zunächst Dr. Dagmar Schellens danken für die wunderbare, inspirierende und fließende Zusammenarbeit beim Schreiben dieses Buches. Des weiteren Prof. Mark Williams, Dr. Melanie Fennell, Dr. Rebecca Crane, Prof. Johannes Michalak sowie Prof. Thomas Heidenreich, die mich auf meinem Weg zu und mit MBCT begleitet haben, sowie all meinen MBCT-Kolleg:innen, insbesondere meinem Ehemann und Kollegen Jörg Meibert für die vielen fruchtbaren intervisorischen Gespräche über das Unterrichten von MBCT. Ein ganz besonderer Dank gilt meinen zahlreichen MBCT-Kursteilnehmer:innen, von denen ich so unendlich viel lernen durfte und die sich mit so viel Mut und Entschlossenheit auf den Weg der Achtsamkeit eingelassen haben. Ein herzliches Dankeschön geht auch an Andrea Glomb vom Beltz Verlag, die uns immer freundlich, geduldig und kompetent beim Erstellen des Buches unterstützt hat.

Ich wünsche allen Leserinnen und Lesern Inspiration und Erkenntnisse beim Lesen des Buches und dass Sie auch für sich selbst im Sinne der Selbstfürsorge Anregungen gewinnen.

Vorwort von Dagmar Schellens. Im Jahr 2013 beendete ich eine psychoanalytische Psychotherapiesitzung mit einem zum wiederholten Male tiefdepressiven Patienten mit einem Gefühl völliger Hoffnungslosigkeit und Ratlosigkeit. Wir hatten viel verstanden aus seiner Biografie, es gab viele mit dem Nationalsozialismus assoziierte transgenerational wirkende Traumatisierungen, die wir traumatherapeutisch angingen. Er nahm Medikamente (wenn auch nicht gerne), trotzdem ging es ihm nicht besser. Ich beschloss, mich umzusehen, welche Möglichkeiten der Behandlung es noch gebe, insbesondere im Bereich der Prophylaxe. MBSR kannte ich schon und hatte es vielen meiner Patient:innen empfohlen. Einige griffen die Empfehlung auf und die gemeinsame Arbeit gestaltete sich fruchtvoller. Persönlich meditierte ich schon länger und ich bemerkte persönliche als auch berufliche Veränderungen. Dies führte zur Entscheidung, mich mit dem Zusammenhang von Meditation und der Entwicklung der gleichschwebenden Aufmerksamkeit zu befassen. 2014 begegnete mir MBCT und ich war auf Anhieb begeistert. Ich traf Petra Meibert erstmals auf einem Kennenlerntag zur MBCT-Ausbildung. Sehr berührte mich ihre Frage an uns Teilnehmende, warum wir MBCT unterrichten wollen. Zunächst erlangte ich die Qualifikation zur MBSR-Lehrerin und unterrichtete dies einige Jahre, um Erfahrungen zu sammeln, bevor ich 2019 den Aufbaukurs MBCT absolvierte. Seither unterrichte ich MBCT mit großer Freude und bin in jedem Kurs immer wieder begeistert von der Stringenz der Überlegungen und des Aufbaus. Nichtsdestotrotz ist es nicht einfach! Immer wieder gibt es Situationen in den Kursen, in denen ich mit meinem fachlichen »Latein« am Ende bin und es eben nicht um die Vermittlung von Inhalten geht, um das Bescheidwissen, sondern um die Erforschung der Erfahrung. Den eigenen Impetus im Zaum halten, die eigene Überzeugung im Hintergrund ruhen zu lassen und dem Menschen, der vor mir sitzt, den Raum zu eröffnen, die eigene Erfahrung zu erforschen, ist die eigentliche Herausforderung für uns Lehrende. Die Corona-Pandemie hat dem keinen Abbruch getan, kurzerhand verlegte ich den zum Zeitpunkt des ersten Lockdowns laufenden Kurs in den virtuellen Raum, den ich damals selbst noch nicht kannte. Gerne möchte ich Petra Meibert als meiner MBCT-Ausbilderin und Supervisorin sehr herzlich danken für ihren unermüdlichen Einsatz, MBCT in der Welt bekannter zu machen. Es ist mir eine große Ehre, dass ich dieses Buch mit ihr gemeinsam schreiben durfte! Die gemeinsame Arbeit war sehr inspirierend und hat viel Freude gemacht. Frau Prof. Luise Reddemann danke ich für ihren jahrzehntelangen Einsatz für Menschen mit schwersten Traumafolgestörungen. Auch sie hat frühzeitig begonnen, Achtsamkeit und Mitgefühl in die Therapien zu integrieren und ich schätze mich überaus glücklich, dass ich viele Jahre von ihr lernen durfte und sie in ihrer unermüdlichen Arbeit in Weiterbildungen unterstützen konnte. James Low danke ich für seine stetige Ermutigung und die offene Präsenz, die er im zwischenmenschlichen Kontakt verkörpert. Meinem Ehemann Matthias Troglauer danke ich besonders für die Geduld und den Humor, mit dem er mich schon so lange begleitet. Das meiste lerne ich immer noch von den Patient:innen und Kursteilnehmer:innen, die sich in den Begegnungen einbringen, sich selbst erforschen und mir dabei die Gelegenheit geben, mich zu erforschen. Auch ihnen gilt mein Dank. Herzlichen Dank an Frau Andrea Glomb, unserer Lektorin, deren Zuversicht mich ermutigt hat, an diesem Projekt mitzuwirken. Ich hoffe, dass wir mit diesem Buch einen Beitrag leisten können, MBCT bekannter zu machen und die vielfältigen Einsatzgebiete über das transdiagnostische Rational sichtbar werden zu lassen. Gleichzeitig ist es uns wichtig zu vermitteln, dass sich MBCT nicht einfach »abspulen« lässt. Es lebt davon, dass die Lehrperson mit sich selbst in Kontakt ist, eine eigene Achtsamkeitserfahrung hat und sich selbst den Raum gibt, nicht wissen zu müssen, sondern eine Begegnung zuzulassen.

Essen und Wiesbaden, im Frühjahr 2025

Petra Meibert
Dagmar Schellens

1 Wie entstand MBCT?

John Teasdale, Zindel Segal und Mark Williams entwickelten die Achtsamkeitsbasierte Kognitive Therapie (Mindfulness-Based Cognitive Therapy, MBCT) zunächst als eine Weiterentwicklung der klassischen Kognitiven Verhaltenstherapie (KVT). MBCT entstand aus der Erkenntnis, dass achtsame Präsenz eine wertvolle Ergänzung zu kognitiven Techniken sein könnte, um Rückfälle bei depressiven Patient:innen zu verhindern. MBCT kombiniert Achtsamkeit mit kognitiven Interventionen, um den Kreislauf von negativen Gedanken und Emotionen zu durchbrechen und Frühwarnsignale rechtzeitig zu erkennen, um Rückfälle in Depressionen zu vermeiden. MBCT basiert somit auf einem hybriden Ansatz, der die Wirksamkeit der Achtsamkeitspraxis mit den kognitiven Interventionen der westlichen Psychotherapie verbindet. Dabei kristallisierte sich im Laufe der Entwicklung heraus, dass Achtsamkeit die Hauptintervention des MBCT-Programms ist – sowohl als Haltung als auch als Methode.

MBCT als Haltung und Methode

Vor dem Hintergrund einer vertieften und gefestigten, erfahrungsbasierten Fähigkeit, sich von dysfunktionalen Gedanken und schwierigen Gefühlen zu distanzieren, wird eine dezentrierte Beziehung zu mentalen Inhalten gefördert. Die Haltung dieser neuen Beziehung zu den Gedanken ist geprägt von Offenheit und freundlichem Interesse. Entwickelt wird diese Haltung im Rahmen von Achtsamkeitsübungen, die es ermöglichen, eine erweiterte Perspektive einzunehmen, um Denken und Fühlen zu beobachten. Die Übungen aus der Kognitiven Verhaltenstherapie sowie die psychoedukativen Elemente ermöglichen ein tieferes Verständnis für die kognitiv-emotionalen Zusammenhänge sowie die spezifische Vulnerabilität von Menschen mit rezidivierender Depression und anderen psychischen Problemen. Durch die Art, wie diese Erkenntnisse vermittelt werden, etabliert sich nach und nach eine Haltung der Selbstfreundlichkeit. So wird eine Veränderung auch auf der Verhaltensebene ermöglicht, um Rückfälle zu vermeiden oder die Tiefe und Dauer eines Rückfalls zu verringern.

Diese Entwicklungen markieren den Beginn einer neuen Ära in der psychotherapeutischen Behandlung von Depressionen. In diesem Buch wollen wir nicht nur die theoretischen Grundlagen und die praktische Anwendung von MBCT erläutern, sondern auch auf die zugrunde liegende Philosophie eingehen, die zur Entstehung dieser effektiven Therapieform beigetragen hat. Wir betrachten, wie Achtsamkeit und kognitive Techniken zusammenwirken, um eine tiefgreifende Veränderung im Umgang mit schwierigen Gedanken und Emotionen zu ermöglichen.

Dieses Kapitel erläutert, welche Voraussetzungen und Kompetenzen Therapeut:innen, die mit MBCT arbeiten möchten, neben der klinischen Erfahrung in der Arbeit mit depressiven Patient:innen erfüllen bzw. haben sollten, so wie es auch von den Entwicklern von MBCT aufgrund ihrer Erfahrungen mit der Anwendung von MBCT empfohlen wird.

Informationsblätter dieses Kapitels

INFO 1 Entwicklung der Mindfulness-Based Cognitive Therapy (MBCT)
Dieses Informationsblatt gibt einen Überblick über die wichtigsten Überlegungen zur Entstehung von MBCT und der Verbindung von Elementen der Kognitiven Verhaltenstherapie und der Praxis der Achtsamkeit, wie sie in der buddhistischen Tradition bekannt ist.

INFO 2 MBSR als Quelle von MBCT
Wissenschaftliche Studien belegen die Wirksamkeit der Mindfulness-Based Stress Reduction (MBSR) zur Stressbewältigung und Emotionsregulation. Dies und die inhaltliche Auseinandersetzung mit MBSR motivierten Williams und Kollegen, diesen Ansatz in ihre Arbeit zur Prävention von Depressionen einzubeziehen. Deshalb wird in diesem Informationsblatt ein Überblick über das MBSR-Programm und seine Inhalte gegeben.

INFO 3 Erweiterte Anwendungen
Das Informationsblatt erläutert den aktuellen Stand der Verbreitung von MBCT sowie verschiedene Settings und erweiterte Anwendungsgebiete und Besonderheiten, etwa die Bedeutung einer traumasensitiven Achtsamkeit.

INFO 4 Achtsamkeitsbasierte Verfahren im Kontext der Aus- und Weiterbildung
Dieses Informationsblatt beschäftigt sich mit dem Stellenwert, den Achtsamkeit in der Ausbildung von Ärztlichen und Psychologischen Psychotherapeut:innen hat.

INFO 5 Anwendung im Kontext psychodynamischer Therapie
Das Informationsblatt thematisiert die Anwendung von Achtsamkeit in den psychodynamischen Ansätzen.

INFO 6 Die Bedeutung der eigenen Meditationspraxis
Warum ist die eigene Meditationspraxis von Therapeut:innen für die Anwendung von Achtsamkeit im Rahmen der MBCT besonders wichtig? Sie schafft die Grundlage für eine authentische und wirkungsvolle Therapie und dafür, dass Achtsamkeit nicht nur als Technik, sondern auch als gelebte Haltung vermittelt wird. Gleichzeitig ist regelmäßige Achtsamkeitspraxis eine Selbstregulationsmethode für Therapeut:innen, die ihnen hilft, auch in herausfordernden Momenten achtsam zu bleiben und die eigene Resilienz zu stärken.

INFO 1 • V

Entwicklung der Mindfulness-Based Cognitive Therapy (MBCT)

Die Entwicklung der Mindfulness-Based Cognitive Therapy (MBCT) ist ein faszinierender Prozess, der sich aus der Schnittstelle zwischen westlicher Psychotherapie und östlicher Meditationspraxis entfaltet hat. MBCT wurde in den frühen 1990er Jahren von den Psychologen Zindel Segal, Mark Williams und John Teasdale entwickelt. Ihr Ziel war es, eine therapeutische Methode zu schaffen, die Menschen dabei unterstützt, Rückfällen in eine Depression vorzubeugen. Dabei beziehen sie sich auf die Erkenntnisse der Kognitiven Verhaltenstherapie (KVT) und integrieren die Praxis der Achtsamkeit, wie sie in der buddhistischen Tradition bekannt ist.

Ausgangspunkt für die Entwicklung der Achtsamkeitsbasierten Kognitiven Therapie (Segal et al., 2002) waren Befunde zur langfristigen Wirksamkeit von (pharmakologischen und psychotherapeutischen) Therapieverfahren bei Depressionen, die zeigten, dass das Rückfallrisiko selbst nach erfolgreicher Behandlung der Akutphase hoch ist. Dies gilt insbesondere für Menschen, die schon in ihrer Vorgeschichte depressive Episoden erlebt haben. So lag das Rückfallrisiko in klinischen Populationen bei Personen, die mindestens eine Episode in der Vorgeschichte hatten, bei über 75 Prozent (Weissman et al.,1989; Fava et al.,1996; Paykel et al.,1999). Auf Basis dieser Befunde wollten die Entwickler ein Programm entwickeln, das die Rückfallraten für depressive Episoden deutlich verringern sollte.

Umgang mit Kognitionen. Die theoretischen Wurzeln von MBCT liegen in der Kognitiven Verhaltenstherapie, die in den 1960er Jahren von Aaron T. Beck entwickelt wurde und sich auf die Veränderung von negativen Denkmustern konzentriert – diese spielen eine zentrale Rolle bei der Entstehung und Aufrechterhaltung von Depressionen.

MBCT verfolgt im Umgang mit dysfunktionalen Gedanken einen anderen Ansatz als die klassische KVT. Anstatt sich auf die Veränderung dieser Denkmuster zu konzentrieren, geht es in der MBCT darum, eine *andere Beziehung zu den Gedanken* zu etablieren. Diese Beziehung besteht darin, zu lernen, Gedanken zu beobachten und sie sein zu lassen, anstatt sie zu bekämpfen. So entsteht ein heilsamer Abstand zu den Gedanken. Hierzu integriert die Methode Achtsamkeit – das bewusste Wahrnehmen und Annehmen von Gedanken, Gefühlen und Körperempfindungen, ohne zu urteilen.

Wichtig

Nicht die bloße kognitive Einsicht, dass Gedanken »nur« Gedanken sind und keine Tatsachen, führt zur Veränderung der Beziehung zu den Gedanken, sondern die erfahrungsbasierte Erkenntnis durch die Meditationspraxis. In dieser wird geübt, Gedanken als Gedanken bzw. geistige Ereignisse wahrzunehmen und sie weiterziehen zu lassen.

Umgang mit Achtsamkeit. Achtsamkeit ist durch die gesteigerte Bewusstheit für die Erfahrung im Hier und Jetzt sehr gut geeignet, Patient:innen darin zu schulen, Frühwarnsignale für einen drohenden Rückfall in eine Depression rechtzeitig zu erkennen und gegenzusteuern. Achtsamkeit entwickelt erst in Gemeinschaft ihre Kraft – ein weiteres Argument für die Begründer, die auf der Suche nach einer Behandlungsform waren, die sich gut für ein Gruppensetting eignete, um möglichst vielen Patient:innen helfen zu können.

Die Grundstruktur des Programms wurde über die Jahre erhalten. Bestimmte Aspekte, etwa die Bedeutung von Self-Compassion (Mitgefühl mit sich selbst) und Inquiry (das erforschende Gespräch), wurden aber stärker betont.

MBSR als Quelle von MBCT

Ein Schlüsselmoment in der Entstehung von MBCT war die Begegnung von Segal, Williams und Teasdale mit Jon Kabat-Zinn, dem Gründer des Programms *Mindfulness-Based Stress Reduction (MBSR).* Kabat-Zinns Arbeiten zur Achtsamkeit und deren Anwendung im Bereich der Psychotherapie inspirierte die Forscher, Achtsamkeit als zentrales Element in ihre zunächst eher kognitive Therapie zu integrieren.

Was ist MBSR?

Jon Kabat-Zinn, Professor für Medizin und einer der bekanntesten Achtsamkeitslehrer weltweit, entwickelte MBSR in den 1970er Jahren am University of Massachusetts Medical Center.

Auf der Basis seiner eigenen Erfahrungen mit der Meditationspraxis im Rahmen der Vipassana- und Zen-Tradition sowie einer jahrelangen Hatha-Yoga-Praxis entwickelte Kabat-Zinn ein achtsamkeitsbasiertes Gruppenprogramm, welches als komplementärmedizinische Intervention Patient:innen mit chronischen Erkrankungen – insbesondere Schmerzerkrankungen – helfen sollte, den Umgang mit ihrer Krankheit zu verbessern und die Krankheitssymptome zu lindern.

MBSR zielt darauf ab, Menschen zu helfen, mit Stress, chronischen Schmerzen und anderen belastenden gesundheitlichen Zuständen besser umzugehen, indem sie ihre Aufmerksamkeit auf den gegenwärtigen Moment richten und sich bewusst von automatischen Reaktionen distanzieren.

MBSR erlangte schnell internationale Anerkennung und wurde in zahlreichen klinischen und therapeutischen Kontexten eingesetzt.

Die Struktur des Programms. MBSR ist ein Gruppenprogramm, welches in der Regel mit ca. 8 bis 20 (oder mehr) Teilnehmenden durchgeführt wird. Es besteht aus …

- einem Vorgespräch zur Abklärung der Indikation und Motivation;
- acht wöchentlichen Sitzungen mit einer Dauer von jeweils zwei bis drei Stunden;
- dem Erlernen verschiedener Achtsamkeitsübungen wie Body Scan, Achtsame Körperarbeit, Sitz- und Gehmeditation;
- einem erforschenden Austausch über die Erfahrungen bei der Übung durch Inquiry;
- einem gemeinsamen Erarbeiten von Schwerpunktthemen wie Stresstheorie, Umgang mit schwierigen Gefühlen und Gedanken, bewusstes Handeln in Stresssituationen, achtsame Kommunikation sowie Selbstachtung / Mitgefühl;
- einem zusätzlichen »Tag der Achtsamkeit« zur Vertiefung der Achtsamkeitspraxis;
- Übungen für zu Hause von täglich ca. 40 Minuten mit Unterstützung von Audioaufnahmen (formelle Praxis);
- der Integration der Achtsamkeit in den Alltag (informelle Praxis).

Obwohl die Anforderungen des Programms sehr hoch sind und Eigeninitiative, persönlichen Einsatz und möglicherweise Änderungen in der Lebensführung erfordern, entscheiden sich 90 Prozent der Interessent:innen für die Teilnahme an dem Programm; 85 Prozent der Teilnehmer:innen beenden den Kurs nach acht Wochen, haben also das vollständige Programm absolviert (z. B. Kabat-Zinn & Chapman-Waldrop, 1988).

MBSR und MBCT: Gemeinsamkeiten

Beide Ansätze, MBSR und MBCT, basieren auf den Prinzipien der Achtsamkeit, haben jedoch unterschiedliche Ursprünge und Anwendungen, die durch den Dialog und die Zusammenarbeit der Pioniere weiterentwickelt wurden.

MBSR als Quelle von MBCT

Kabat-Zinns Arbeiten legten die Grundlage für die breite Anwendung von Achtsamkeit im Gesundheitswesen, während Teasdale, Segal und Williams die Verknüpfung von Achtsamkeit mit kognitiven Konzepten weiterentwickelten, um spezifische psychische Erkrankungen zu adressieren. Kabat-Zinn sah die Arbeit von Teasdale, Segal und Williams als eine sehr wertvolle Erweiterung seiner eigenen Perspektiven auf die Anwendung von Achtsamkeit im therapeutischen Kontext an. Gemeinsam haben sie dazu beigetragen, dass Achtsamkeit nicht nur als Technik zur Stressbewältigung, sondern auch als tiefgreifendes therapeutisches Mittel zur Förderung psychischer Gesundheit anerkannt wurde.

Wichtig

Die Schulung der Achtsamkeit ist keine Technik, sondern ein Lebensstil, den man Schritt für Schritt durch kontinuierliches Üben entwickelt und der auch von der Kursleitung verkörpert werden sollte.

Die Achtsamkeitsbasierte Kognitive Therapie (MBCT) und die Achtsamkeitsbasierte Stressreduktion (MBSR) sollen Menschen helfen, Stress zu bewältigen und ihre psychische Gesundheit durch Achtsamkeitspraktiken wie Meditation, Body Scan und sanfte Körperarbeit zu verbessern.

MBCT und MBSR: Unterschiede

MBSR hilft den Teilnehmenden, durch das Üben von Achtsamkeit Stress abzubauen, und eine gesündere, ausgeglichenere Reaktion auf Herausforderungen in allen Lebensbereichen zu entwickeln. Auf der Grundlage des Wissens über die Verbindung zwischen Körper und Geist konzentriert sich das Programm auf die Veränderung der Art und Weise, wie wir mit stressigen oder schwierigen Situationen umgehen. Die Teilnehmer:innen entwickeln ein Bewusstsein für diese Situationen und Gefühle und erforschen ihre Wahrnehmung derselben.

MBCT baut auf dem Curriculum von MBSR auf, um Menschen mit einer Vorgeschichte von Depressionen, Angstzuständen oder anderen psychischen Erkrankungen zu helfen, ihr Leid zu lindern. Die Teilnehmer:innen lernen, Frühwarnzeichen eines Rückfalls zu erkennen, mit den Symptomen sinnvoll umzugehen und zukünftige depressive Episoden zu verhindern. Das Programm konzentriert sich darauf, die negativen Denkmuster zu erkennen und sich von ihnen zu distanzieren, die bei Depressionen und anderen psychischen Störungen häufig auftreten und das depressive Erleben vertiefen und aufrechterhalten können.

Fazit

Die Prinzipien beider Ansätze – die Achtsamkeitspraxis von MBSR und die kognitive Neuordnung von MBCT – ergänzen sich, und ihre gemeinsame Anwendung hat das Potenzial, das Verständnis von psychischen Erkrankungen und deren Behandlung auf lange Sicht zu transformieren. Ihre Begegnung und Zusammenarbeit haben einen tiefgreifenden Einfluss auf die moderne Psychotherapie und die Entwicklung integrativer Ansätze zur Förderung von Wohlbefinden und Resilienz. Achtsamkeit hat das Potenzial, die Beziehung der Menschen zu ihrem eigenen Geist und Körper zu verändern und dadurch nachhaltige psychische Gesundheit zu fördern.

INFO 3 • V

Erweiterte Anwendungen

Heute ist MBCT weltweit als effektive Methode zur Rückfallprävention bei Depressionen anerkannt. Die Methode hat sich aber auch in anderen Bereichen der Behandlung von psychischen Problemen etabliert, wodurch sie zu einem wichtigen Bestandteil der modernen Psychotherapie geworden ist.

Ambulant und stationär

Teasdale, Segal und Williams entwickelten MBCT als ambulantes Gruppenprogramm. Aber es gibt mittlerweile auch viele Kliniken, die zumindest Elemente von MBCT in eine stationäre Behandlung einbinden. Ideal ist ein ambulantes MBCT-Angebot als Rückfallprophylaxe für Patient:innen, die wegen einer Angststörung, einer Depression oder anderer psychischer Probleme stationär behandelt wurden.

Traumasensitive Achtsamkeit

Inwieweit müssen Achtsamkeitsübungen bei Menschen mit traumatischen Erfahrungen oder einer PTBS abgewandelt werden? Oder sind sie vielleicht sogar kontraindiziert? Spätestens seit der Veröffentlichung der Arbeiten von David Treleaven (2019) gibt es ausführliche Hinweise für die Modifikation der Anwendung von Achtsamkeit bei Menschen mit Traumaerfahrungen. Achtsamkeitsübungen können die Symptome traumatischen Stresses verstärken. Der traumasensitive Ansatz von Treleaven beinhaltet ein einfühlsames Verständnis und eine selbstbestimmte Hinwendung zum Trauma. Für Menschen mit Traumaerfahrungen sind Achtsamkeitsübungen keine absolute Kontraindikation, aber es braucht eine besondere Begleitung und individuell angepasste Achtsamkeitspraxis. Dann kann die Achtsamkeitsschulung nach Treleaven eine bewusstere Selbstregulation bewirken. Dies geschieht durch die sukzessive Verbesserung des Körpergewahrseins sowie die Aufmerksamkeitsschulung und den heilsamen Umgang mit schwierigen Emotionen. Vor allem steht dabei das Etablieren von Sicherheit und Selbststeuerung im Vordergrund.

Besondere Patientengruppen

MBCT ist eine störungsübergreifende Behandlungsmethode und wirkt über die Entwicklung von mehr Akzeptanz, Konzentration sowie eine selbstfreundlichere Haltung den eigenen Erfahrungen gegenüber transdiagnostisch. So findet es auch bei Angststörungen, Zwangsstörungen, akuter und chronischer Depression sowie bei Bipolarer Störung und ADHS seine Anwendung.

MBCT wird mit einer Adaptation des Originalkonzepts der MBCT bei Zwangsstörungen angewendet (Külz & Rose, 2013). Auch für Bipolare Störungen wurde ein Therapiemanual entwickelt. Dieses ergänzt das MBCT-Gruppenprogramm mit 14-tägigen Einzelsitzungen. Auch wird ein besonderer Schwerpunkt auf die Entwicklung von Mitgefühl und Selbstmitgefühl gelegt (Deckersbach et al., 2016).

Die Ergebnisse einer Metaanalyse unterstreichen den möglichen Nutzen von achtsamkeitsbasierten Therapien bei der Reduzierung von ADHS-Symptomen (Cairncross & Miller, 2020).

Achtsamkeitsbasierte Interventionen werden auch mit schizophrenen Patient:innen geübt, allerdings in einer Form, die auf die spezifische Störung angepasst ist, z. B. mit verkürzten Übungen und deutlich mehr Anleitung während der Übungen als im Ursprungsprogramm (Chadwick, 2014).

Achtsamkeitsbasierte Verfahren im Kontext der Aus- und Weiterbildung

Nicht nur in der Verhaltenstherapie werden achtsamkeitsbasierte Prinzipien und Verfahren angewendet, auch im Kontext psychodynamischer Therapien gibt es seit vielen Jahren Überlegungen, wie Meditation und achtsamkeitsbasierte Prinzipien in die Therapien integriert werden können oder möglicherweise schon integraler Bestandteil des Verfahrens sind.

Dabei sind grundsätzlich zwei Teilnehmende der Therapie ansprechbar: die / der Therapeut:in und der / die Patient:in. Klassischerweise wird eher darauf verwiesen, dass es vorteilhaft ist, wenn der / die Patient:in »achtsamer« werde, um z. B. das Körperempfinden zu schulen oder um früher wahrzunehmen, wenn intensive Emotionen nicht hilfreiche oder gar schädigende Handlungen nach sich ziehen würden. Doch auch der Blick auf die Therapeutenseite ist spannend und soll hier näher ausgeführt werden.

Wo wird »Achtsamkeit« ausdrücklich benannt und verwendet? Im Sinne eines »multimodalen Behandlungsansatzes« sind Achtsamkeitsgruppen vor allem in Kliniken häufig anzutreffen, dort werden sie eher im Sinne eines übenden Verfahrens zur Unterstützung angeboten, ohne explizit Eingang in die Einzelgespräche zu nehmen. Ein Grund hierfür könnte sein, dass die wenigsten Ärztlichen oder Psychologischen Psychotherapeut:innen bislang eine persönliche Erfahrung mit (Achtsamkeits-)Meditation gehabt haben und deshalb die Vorzüge weder für sich noch für die Patient:innen nutzen können.

Achtsamkeit in der psychotherapeutischen Aus- und Weiterbildung

In der Weiterbildungsordnung für Ärzte von 2020 für die Zusatzbezeichnung »Psychotherapie« wird »Achtsamkeitstraining« erstmals genannt. Es müssen »Erfahrungen und Fertigkeiten« im Umfang von 16 Doppelstunden nachgewiesen werden. Für den Zusatztitel »Psychoanalyse« ist dies nicht vorgesehen. Im Kontext der Facharztweiterbildung zum Facharzt für Psychosomatische Medizin und Psychotherapie müssen Handlungskompetenzen im Bereich »Entspannungsverfahren« nachgewiesen werden, ohne dass hier »Achtsamkeitstraining« genannt wäre. Der Katalog zum Facharzt für Psychiatrie und Psychotherapie listet Entspannungsverfahren auf, jedoch ohne Achtsamkeit, es muss aber keine bestimmte Stundenzahl nachgewiesen werden. In der Weiterbildungsordnung für den Studiengang zum Fachpsychotherapeuten werden im allgemeinen Teil nur klassische Entspannungsverfahren genannt.

Psychologische und auch Ärztliche Psychotherapeut:innen, die das Richtlinienverfahren »Verhaltenstherapie« anwenden, haben im Kontext der dritten Welle der Verhaltenstherapie zumindest theoretisches Wissen über Achtsamkeit, möglicherweise auch eine einführende Selbsterfahrung erlebt. MBCT im Speziellen dürfen sie anbieten, da dies als »störungsspezifisches indikatives Verfahren« einzusortieren ist. Inwieweit Psychotherapeut:innen der beiden oben genannten Therapieschulen Achtsamkeit nicht nur empfehlen, sondern auch tatsächlich persönlich praktizieren, untersuchten Michalak et al. (2020) in NRW im Rahmen der ambulanten Versorgung. Aufgrund des Fehlens geeigneter Instrumente für beide Fragestellungen generierten sie eigene Items. Insgesamt fanden sie, dass die befragten Psychotherapeut:innen in über 80 Prozent der Fälle Achtsamkeit in ihre Arbeit integrierten. Allerdings boten nur 10 Prozent ein gruppenbasiertes Programm wie MBSR oder MBCT an. Die meisten integrierten Elemente der Achtsamkeitspraxis in unterschiedlichem Ausmaß und unterschiedlicher Art und Weise in die Einzeltherapie. Bezüglich der persönlichen Praxis fanden die Autor:innen, dass 69 Prozent der Befragten eine eigene, regelmäßige Achtsamkeitspraxis oder Meditationspraxis haben. Es fand sich jedoch auch, dass 47 Prozent derer, die angaben, keine eigene Achtsamkeitspraxis zu haben, sie trotzdem in die Behandlungen integrierten.

INFO 5 • V

Anwendung im Kontext psychodynamischer Therapie

Bekannte Autor:innen, die eine Brücke zwischen buddhistischen Prinzipien und psychoanalytischer Praxis zu schlagen versuchen, sind Epstein, Zwiebel, Harrer und Weiss sowie Rugenstein und Gumz. Alle haben sich in mehreren Publikationen ausführlich hiermit befasst. Schellens (2014) hat sich in einer unveröffentlichten Arbeit zur Anerkennung als Lehranalytikerin die Frage gestellt, inwieweit eine regelmäßige Achtsamkeitspraxis die Fähigkeit zur »gleichschwebenden Aufmerksamkeit« fördern könne. Freuds Hinweis »Lassen wir unser Urteil in Schwebe und nehmen alles zu Beobachtende mit gleicher Aufmerksamkeit hin« (zitiert nach Rugenstein und Gumz, 2017, S. 78) legt den Grundstein für das Prinzip der gleichschwebenden Aufmerksamkeit, das zusammen mit dem Pendant der freien Assoziation auf Patientenseite die psychoanalytische Haltung ausdrückt und den Raum, der diese Haltung ermöglicht.

Wichtig

Die Fähigkeit zur gleichschwebenden Aufmerksamkeit wird an psychoanalytischen Instituten vorausgesetzt oder es wird implizit erwartet, dass sich die Haltung gleichsam von selbst während der Aus- und Weiterbildung entwickelt. Eine Operationalisierung gibt es nicht, damit ist die Überprüfung schwierig.

Terneß (2024, S. 41) kommt zu dem Ergebnis:

> »Jedoch weisen die Ergebnisse dieser Arbeit und der dargestellten Artikel zumindest darauf hin, dass Zen-Praxis mehr ist als die Weitergabe einer Technik, sondern es um die persönliche Erfahrung geht sowie um die Weitergabe von Erfahrung des Therapeuten auf den Patienten. Die meditative Haltung des Therapeuten wirkt sich scheinbar auf die Patienten aus. Die Therapeuten beschreiben alle in unterschiedlichen begrifflichen Formen, dass die meditative Haltung Fixierungen und Verstrickungen der Patienten wieder in einen fluiden Zustand bringen und wenigstens teilweise auflösen konnte.«

Rugenstein und Gumz (2017) stellen mit dem Allianz-Fokussierten Training (AFT) von Jeremy Safran und Chris Muran eine Methode vor, die eine Brücke darstellen kann. Im Zentrum des AFT steht die therapeutische Strategie der Metakommunikation, die auch als »mindfulness in action« bezeichnet wird. In der Metakommunikation wird das unmittelbare Erleben des Hier und Jetzt in den Fokus des gemeinsamen Interesses von Patient:in und Therapeut:in gerückt. Hierdurch gewinnt Achtsamkeit eine konkrete, für das therapeutische Handeln relevante Akzentuierung. Sie kommen zu dem Fazit: »Achtsamkeit ist im Herzen der psychodynamischen Behandlungstechnik implizit wirksam. (…) Unter der Achtsamkeitsperspektive werden handlungsorientierte Strategien verfügbar, die das ebenso zentrale wie nebulöse psychoanalytische Konstrukt der gleichschwebenden Aufmerksamkeit lehr- und lernbarer machen.« (S. 81)

Als Einstieg in die Thematik empfiehlt sich für psychodynamisch denkende Therapeut:innen die Teilnahme an einem MBSR- oder MBCT-Kurs, bis Achtsamkeit auf tiefergehende Weise in die Aus- und Weiterbildungen integriert worden ist, was sehr zu wünschen wäre.

Die Bedeutung der eigenen Meditationspraxis

Segal et al. (2015) sind der Meinung, dass ein Kurs, der ohne fundierte eigene Meditationspraxis der Therapeutin angeboten wird, nicht als MBCT-Kurs bezeichnet werden sollte:

> »…, dass zukünftige Kursleiter:innen von MBCT ein Jahr lang eine tägliche formale Achtsamkeitspraxis üben, bevor sie MBCT an ihre Patient:innen weitergeben. Ohne diese Erfahrung kann der verwendete Ansatz nicht als Achtsamkeitsbasierte Kognitive Therapie bezeichnet werden, (…) denn ›achtsamkeitsbasiert‹ bedeutet, dass wir auf der Basis unserer eigenen Achtsamkeitspraxis lehren« (S. 102).

Die radikale Veränderung in der Beziehung zu den Gedanken, Gefühlen und Körperempfindungen, die einen Rückfall in eine erneute depressive Episode begünstigen, kann nicht kognitiv vollzogen werden, sondern bedarf einer tiefergehenden Erfahrung, die aus einem anderen »geistigen Modus« kommt. Um Patient:innen dahin zu führen, braucht es die eigene Achtsamkeitserfahrung und das Durchdringen dieser Haltung in Anbetracht von eigenen, vielleicht auch schwierigen oder unangenehmen Erfahrungen. Segal et al. (2015) gehen davon aus, dass das persönliche, grundlegende Verständnis und die innere Ausrichtung der Kursleiter:innen zu den stärksten Einflussfaktoren in der MBCT gehören: »Es färbt die Art der Präsentation jeder einzelnen Übung und des Umgangs mit jeder einzelnen Interaktion, unabhängig davon, ob der Kursleiter sich dessen bewusst ist oder nicht« (S. 11). Und weiter führen sie aus, »… dass Menschen nur dann imstande sind, zukünftige schwierige Situationen frühzeitig zu erkennen und klug mit ihnen umzugehen, wenn sie gelernt haben, eine andere Haltung gegenüber dem ›Schlachtfeld‹ ihrer Gedanken und Gefühle einzunehmen. Eine solche andere Haltung einzunehmen, heißt, einen anderen geistigen Modus auszuprobieren als jenen, in dem wir uns normalerweise aufhalten und der sich auch in der Therapie häufig wiederfindet. Es bedeutet auch, den alten Modus, bei dem Probleme behoben und in Ordnung gebracht werden, durch einen neuen Modus zu ersetzen, bei dem die Dinge so sein können, wie sie gerade sind, um klarer zu sehen, wie man am besten darauf reagiert« (S. 116).

Die Bedeutung der eigenen Meditationspraxis von Therapeut:innen für die Achtsamkeit im Rahmen der MBCT ist also zentral, da sie direkt die Authentizität der Achtsamkeitspraxis beeinflussen kann, die wir in die Therapie einbringen sowie den Raum, den wir im Kurs schaffen können. Aber auch für die Selbstregulationsfähigkeit ist eine eigene Meditationspraxis sehr hilfreich.

Auswirkungen der Meditationspraxis für Therapeut:innen

- **Resilienz und emotionale Balance**: Eine regelmäßige Meditationspraxis unterstützt Therapeut:innen, mit den emotionalen Herausforderungen, die in der Arbeit mit Patient:innen auftreten können, besser umzugehen. Sie sind weniger anfällig für Burn-out.
- **Selbstregulation und Präsenz**: Eine regelmäßige Meditationspraxis fördert die Fähigkeit der Therapeut:innen, ihre eigene Achtsamkeit und emotionale Präsenz zu stärken. Diese Selbstregulation ist essenziell, um in der Therapie wirklich im Moment zu sein, ohne sich von eigenen Gefühlen oder Gedanken ablenken zu lassen. Nur wenn Therapeut:innen in der Lage sind, ihre eigene Aufmerksamkeit zu steuern und achtsam zu bleiben, können sie diese Fähigkeit auch an ihre Patient:innen vermitteln.

Die Bedeutung der eigenen Meditationspraxis

Auswirkungen der Meditationspraxis von Therapeut:innen für Patient:innen

- **Vorbildfunktion**: Therapeut:innen, die regelmäßig meditieren, können als authentische Vorbilder für ihre Patient:innen fungieren. Die Achtsamkeit, die sie in ihrer eigenen Praxis erleben, wird oft in ihre therapeutische Haltung integriert. Patient:innen erleben dadurch, dass Achtsamkeit nicht nur ein theoretisches Konzept ist, sondern eine gelebte Praxis, die auch in schwierigen Situationen hilfreich sein kann.
- **Empathie und Mitgefühl**: Achtsamkeit, Mitgefühl und Empathie sind besonders in der MBCT wichtig, um Patient:innen zu unterstützen, ihre eigenen schwierigen Gedanken und Emotionen mit einer nicht-wertenden, mitfühlenden Haltung zu betrachten. Therapeut:innen, die selbst regelmäßige Meditationen praktizieren, können auf diese Weise eine tiefere empathische Verbindung zu ihren Patient:innen aufbauen.
- **Integration von Achtsamkeit**: Eine eigene Meditationspraxis hilft den Therapeut:innen, Achtsamkeit nicht nur als Werkzeug in der Therapie zu verstehen, sondern als Lebenshaltung. Diese tiefere Integration der Achtsamkeitspraxis ermöglicht es, die Prinzipien der MBCT in einem breiteren Kontext zu vermitteln, der über die Sitzungen hinausgeht. Patient:innen können dadurch erkennen, dass Achtsamkeit mehr ist als eine Technik zur Bewältigung von psychischen Beschwerden – sie ist ein Weg, das Leben bewusster zu gestalten.

Zusammenfassend lässt sich sagen, dass die eigene Meditationspraxis von Therapeut:innen für die Anwendung von Achtsamkeit im Rahmen der MBCT eine Schlüsselrolle spielt. Sie fördert die Authentizität der Praxis, stärkt die emotionale Resilienz und Empathie und hilft dabei, Achtsamkeit als lebendige Haltung und nicht nur als Technik zu vermitteln.

2 Was sind die Grundlagen und Grundhaltungen der MBCT?

In diesem Kapitel möchten wir die Grundlagen und Grundhaltungen der Achtsamkeit und ihrer Wurzeln in der Buddhistischen Psychologie darstellen. Wir starten mit einem Überblick über verschiedene Definitionen aus unterschiedlichen Perspektiven. Auch gehen wir auf die Grundhaltungen der Achtsamkeit zur Reduzierung von Leid und Stress ein. Wir zeigen auf, welches Rational hinter der MBCT als Rückfallprophylaxe-Programm steht und wie es die spezifische Vulnerabilität von Menschen mit Depressionen in der Vorgeschichte beeinflussen kann.

Informations- und Arbeitsmaterial dieses Kapitels

INFO 7 Was ist Achtsamkeit?
Dieses Informationsblatt gibt einen Überblick über Definitionen von Achtsamkeit und grundlegende Prinzipien der Achtsamkeit.

INFO 8 Die Grundhaltungen der Achtsamkeit
Das Informationsblatt gibt einen Überblick über die Grundhaltungen, die in der Therapie von den Therapeut:innen verkörpert werden sollten, damit Achtsamkeit auf eine fundierte Weise vermittelt werden kann.

INFO 9 Die Grundlagen der Buddhistischen Psychologie als Basis für MBCT
Es ist wichtig, dass Therapeut:innen, die mit Achtsamkeit und MBCT arbeiten, die buddhistischen Wurzeln kennen. Aus ihnen ergibt sich eine andere Haltung den Patient:innen und ihrem Leiden gegenüber. Deshalb geben wir auf diesem Informationsblatt einen Überblick über die Grundlagen der Buddhistischen Psychologie.

INFO 10 Die spezifische Vulnerabilität von Menschen mit rezidivierender Depression
Grübeln und Vermeidungsverhalten sind dysfunktionale Strategien, die sich bei Menschen mit rezidivierender Depression verselbstständigen bzw. automatisieren und so eine spezifische Vulnerabilität bedeuten, die wir in der MBCT bewusst machen und mit der wir arbeiten. Dieses Informationsblatt erläutert diese spezifische Vulnerabilität.

AB 1 Selbstreflexion: Umgang mit der spezifischen Vulnerabilität
Mithilfe dieses Arbeitsblatts können Sie für sich selbst reflektieren, ob Sie Anzeichen für eigene depressive Verstimmungen, die die meisten von uns kennen, frühzeitig wahrnehmen und wie Sie gewohnheitsmäßig damit umgehen.

INFO 11 Default Mode Network (DMN)
Auf diesem Informationsblatt wird das Wissen um die Besonderheiten des DMN im Zusammenhang mit Depression und schlechter Stimmung vertiefend erläutert.

INFO 12 Achtsamkeit vs. getriebener Tun-Modus
Wie metakognitives Gewahrsein und der Sein-Modus entwickelt werden können und was demgegenüber der Tun-Modus bedeutet, was die Gefahren eines getriebenen-Tun-Modus sind und wie er entsteht – darum geht es auf diesem Informationsblatt.

Was ist Achtsamkeit?

Die grundlegende Intervention in der MBCT ist eine intensive Schulung der Achtsamkeit. Achtsamkeit ist eine sehr alte Methode des mentalen Trainings, die uns hilft, mehr Präsenz und Wachheit im Leben zu kultivieren. Dies wird unterstützt durch die Praxis der Meditation. Inzwischen hat die Wissenschaft auch die positive Wirkung insbesondere der Achtsamkeitsmeditation auf Gesundheit und Wohlbefinden entdeckt.

Achtsamkeit als Haltung und Methode

- Jeder Mensch hat die Fähigkeit, achtsam zu sein.
- Achtsamkeit kann geübt und entwickelt werden durch die Praxis der Meditation.
- Achtsamkeit ist ein Weg und eine innere Haltung der Selbstregulation.
- Achtsamkeit wird geschult durch formale Übungen (Sitzmeditation, Body Scan, achtsame Körperarbeit, Gehmeditation) und informelle Praxis im Alltag.
- Achtsamkeit ist die Haltung, mit der wir uns unserer Erfahrung zuwenden: das *Wie* (wir uns beziehen) und nicht der Inhalt unserer Erfahrung, das *Was* (wir erleben).

Definitionen von Achtsamkeit

(1) Klassische Definition nach Jon Kabat-Zinn (MBSR)
Achtsamkeit bedeutet, auf eine bestimmte Weise aufmerksam zu sein: bewusst, im gegenwärtigen Moment und ohne zu urteilen. Diese Definition betont das bewusste Wahrnehmen der Gegenwart ohne automatische Bewertungen.

(2) Definition aus der Psychologie (Bishop et al., 2004)
Achtsamkeit ist eine Selbstregulationsfähigkeit, die sich auf die unmittelbare Erfahrung konzentriert und von Offenheit, Neugier und Akzeptanz begleitet wird. Achtsamkeit wird als kognitive Fähigkeit beschrieben, die durch bewusste Aufmerksamkeitslenkung trainiert wird.

(3) Definition in der MBCT (Mindfulness-Based Cognitive Therapy)
Achtsamkeit ist das bewusste Wahrnehmen von Gedanken, Gefühlen und Körperempfindungen, ohne automatisch auf sie zu reagieren oder sie zu vermeiden. In der MBCT wird Achtsamkeit gezielt eingesetzt, um den automatischen Kreislauf negativer Gedanken zu unterbrechen.

(4) Buddhistische Definition (Thích Nhât Hạnh (2007).
»Achtsamkeit ist das Wunder, das uns zurück zu uns selbst bringt.« Hier wird Achtsamkeit als Weg zur inneren Verbundenheit und zum bewussten Leben beschrieben.

(5) Alltagsnahe Definition
Achtsamkeit bedeutet, mit voller Aufmerksamkeit da zu sein – mit dem, was du tust, denkst und fühlst, anstatt in Gedanken abzuschweifen oder automatisch zu reagieren. Diese praktische Definition hilft, Achtsamkeit in den Alltag zu integrieren.

Je nachdem, in welchem Kontext Achtsamkeit angewendet wird bzw. für welchen Zweck, unterscheiden sich die Definitionen von Achtsamkeit. Die Grundprinzipien sind aber gleich.

Was ist Achtsamkeit?

Wichtig • Grundprinzipien der Achtsamkeit

- Bewusstes Wahrnehmen
- Gegenwärtigkeit (Im Moment sein)
- Nicht-Bewerten / Akzeptanz
- Offenheit und Neugier (Anfänger-Geist)
- Selbstregulation der Aufmerksamkeit
- Freundlichkeit und Mitgefühl

Diese Prinzipien sind der Kern aller Achtsamkeitsdefinitionen – egal, ob sie aus der Psychologie, der buddhistischen Tradition oder der Neurowissenschaft kommen.

Für MBCT wichtige Prinzipien

John Kabat-Zinn (2013) definiert Achtsamkeit als eine Aufmerksamkeitslenkung, die absichtsvoll, nicht-wertend und auf das Hier und Jetzt gerichtet ist. Es soll versucht werden, mit den Gedanken, Gefühlen und der Konzentration im gegenwärtigen Moment in Kontakt zu kommen und zu bleiben. Wenn ich gehe, dann gehe ich und wenn ich sitze, dann sitze ich, wenn ich esse, dann esse ich. Alles, was ich in diesem Moment erlebe, wird nicht bewertet, sondern so angenommen, wie es ist. Das gilt für Angenehmes ebenso wie für Unangenehmes.

Laut Tara Brach (2014, S. 23), einer amerikanischen Psychotherapeutin und Meditationslehrerin, bedeutet Achtsamkeit »... die bewusste, wertungsfreie Aufmerksamkeit auf die sich von Augenblick zu Augenblick entfaltende Erfahrung. Wir üben uns in Achtsamkeit, indem wir in unserem Körper präsent werden und lernen, den sich ständig wandelnden Strom der Empfindungen, Gefühle, Emotionen und Sinneskontakte deutlich wahrzunehmen und zuzulassen.«

Merke

In dieser Definition sind zwei Aspekte enthalten, die für die MBCT sehr wichtig sind – der Körperbezug und die Tatsache, dass alles, auch unsere Erfahrungen, eine vergängliche Natur hat und im Fluss ist. Wir lernen mithilfe der Meditationspraxis, diesen Fluss des Kommens und Gehens zu beobachten.

INFO 8 • Ⓥ

Die Grundhaltungen der Achtsamkeit

Bestimmte Grundhaltungen, die eng mit der Achtsamkeit verbunden sind, helfen den Prozess in der MBCT zu stärken. Diese Haltungen werden durch Therapeut:innen, die MBCT anwenden möchten, verkörpert, und betreffen sowohl ihre eigene Übungspraxis als auch die Interaktion mit Patient:innen. Zu den wichtigsten Grundhaltungen gehören:

- **Akzeptanz**: Eine zentrale Haltung in der MBCT ist die Akzeptanz der eigenen inneren Erfahrungen, seien es Gedanken, Gefühle oder Körperempfindungen. Es geht bei der Akzeptanz, die hier gemeint ist, um eine freundlich-neugierige Hinwendung zur eigenen Erfahrung im Gegensatz zu verurteilendem Vermeidungsverhalten. Therapeut:innen sollten diese Haltung *vorleben und verkörpern*, so dass sie in der Lage sind, in der Therapie einen Raum zu schaffen, in dem alle Erfahrungen – auch unangenehme – da sein dürfen als Teil des menschlichen Daseins. Sie müssen nicht vermieden oder bekämpft werden.
- **Nicht-Werten**: In der MBCT wird der Fokus auf das bewusste Wahrnehmen und Sein-Lassen der Gedanken und Emotionen ohne Wertung gelegt. Durch die Achtsamkeitspraxis in Verbindung mit Psychoedukation können die Patient:innen erfahren, dass sie Gedanken und Gefühle nicht als *gut* oder *schlecht* bewerten müssen, sondern sie als vorübergehende Phänomene betrachten können, die kommen und gehen. Diese Haltung hilft, sich von der Überidentifikation mit belastenden Gedanken zu befreien.
- **Offenheit und Neugier**: Therapeut:innen sind eingeladen, eine Haltung der Offenheit und Neugier zu entwickeln, um sowohl ihre eigenen Erfahrungen als auch die ihrer Patient:innen zu erkunden. Eine neugierige Haltung hilft den Patient:innen, ihre eigene Wahrnehmung zu stärken und neue Perspektiven zu ermöglichen.
- **Präsenz**: Eine wichtige Haltung ist die Fähigkeit zur uneingeschränkten Präsenz im Augenblick. Diese Kompetenz wiederum wird durch eine eigene Meditationspraxis entwickelt und gestärkt, weshalb die Wichtigkeit der Übungspraxis der Therapeut:innen so sehr betont wird. Präsenz bedeutet in diesem Fall, den Patient:innen mit voller Aufmerksamkeit zu begegnen und sich bewusst Zeit zu nehmen, um die Gedanken, Gefühle und Reaktionen der Patient:innen – aber auch die eigenen – im gegenwärtigen Moment zu erfassen. Diese Präsenz fördert eine tiefere therapeutische Verbindung und stärkt die Wirksamkeit der MBCT.
- **Selbstmitgefühl**: Gerade in der Arbeit mit traumatischen oder schmerzhaften Erfahrungen ist es von Bedeutung, Selbstmitgefühl zu fördern. Es ist wichtig für Therapeut:innen, selbst Mitgefühl zu üben, um eine wertschätzende und nicht-beurteilende Haltung einzunehmen, die auch Patient:innen dazu ermutigt, eine liebevolle Haltung gegenüber sich selbst zu entwickeln.
- **Geduld**: MBCT setzt auf langsames, schrittweises Arbeiten. Therapeut:innen sollten Geduld mit dem Prozess haben und akzeptieren, dass die Veränderung oft nicht sofort sichtbar wird. Der Fokus liegt auf dem Fortschritt im achtsamen und mitfühlenden Umgang mit depressionsassoziierten, unangenehmen körperlichen Empfindungen, Gedanken und Emotionen, nicht auf sofortigen Lösungen.

Die Grundlagen der Buddhistischen Psychologie als Basis für MBCT

Woher kommt das Konzept der Achtsamkeit?
Das Konzept der Achtsamkeit entwickelte sich aus der buddhistischen Tradition. Hier ist Achtsamkeit (auch genannt die »rechte Achtsamkeit«) nur ein Aspekt des sogenannten achtfachen Pfades. In der buddhistischen Lehre wird Achtsamkeit nicht einzeln betrachtet. Achtsamkeit gehört zu einem Zusammenspiel der anderen sieben Tugenden, welche gemeinsam mit den *vier edlen Wahrheiten* ein zentrales Element des Buddhismus bilden. Achtsamkeit kann als Mittel verstanden werden, um Leid zu überwinden und Heilsames zu fördern. Sie wird auch zu den sogenannten Erleuchtungsfaktoren gezählt. Wie grundlegend auf dem buddhistischen Schulungsweg, so geht es auch bei der Achtsamkeit um Prinzipien der Bewusstheit, Wachheit und Hinwendung. Um Achtsamkeit zu kultivieren, wurden Meditationstechniken entwickelt. Die *rechte Achtsamkeit* ist nicht nur eine Aufmerksamkeitslenkung, sondern bezieht sich neben dem körperlichen Empfinden auch auf geistige Aspekte.

Wichtig

Bei der **Meditation** wird die Aufmerksamkeit bewusst und konzentriert auf ein bestimmtes Objekt gelenkt. Wenn die Gedanken abschweifen, geht es nicht darum, dies zu verhindern, sondern es wahrzunehmen und den Fokus wiederzufinden durch freundliches Zurückkehren zum Meditationsobjekt. In der **Achtsamkeitspraxis** werden unterschiedliche Formen von Meditation eingesetzt, die dazu dienen, die Konzentration zu schulen (Samatha-Meditation) oder den eigenen Geist zu erkunden (Vipassana-Meditation).

Der Anwendung von Achtsamkeit im klinischen Kontext liegen die Grundprinzipien der Buddhistischen Psychologie zugrunde, die wertvolle Perspektiven und Ansätze für die psychotherapeutische Praxis bietet. Im Zentrum der Buddhistischen Psychologie steht das Verständnis des menschlichen Geistes, seiner Funktionsweise und der Wege, wie Leid reduziert und innerer Frieden erreicht werden können. Im Folgenden gehen wir auf einige für die Psychotherapie hilfreiche Bestandteile der Buddhistischen Psychologie ein (ohne Anspruch auf Vollständigkeit).

(1) Die vier edlen Wahrheiten
Die Grundlage der buddhistischen Lehre bildet die Einsicht in die *vier edlen Wahrheiten*:
- **Leiden (Dukkha):** Das Leben ist geprägt von Leid, Unzufriedenheit und Anhaftung.
- **Ursache des Leidens (Samudaya):** Das Leid entsteht durch Begierde, Anhaftung und Unwissenheit.
- **Beendigung des Leidens (Nirodha):** Es ist möglich, das Leiden zu überwinden, indem man die Ursachen aufgibt.
- **Der Weg zur Beendigung des Leidens (Magga):** Der edle achtfache Pfad führt zu einem Leben ohne Anhaftung und somit zur Befreiung vom Leid.

Für Psychotherapeut:innen kann diese Erkenntnis bedeuten, dass psychische Störungen oft mit unbewussten Anhaftungen, festgefahrenen Denkmustern und emotionalen Blockaden zusammenhängen, die es zu erkennen und zu lösen gilt, was auch die Sicht der meisten westlichen Psychotherapieverfahren ist.

Die Grundlagen der Buddhistischen Psychologie als Basis für MBCT

(2) Die drei Daseinsmerkmale

Die Buddhistische Psychologie gründet sich auf die Erkenntnis der drei *Daseinsmerkmale*, die die Natur des Lebens und des menschlichen Erlebens widerspiegeln. Diese Merkmale sind besonders bedeutend für die psychotherapeutische Arbeit, da sie einen tiefen Einblick in die Wurzeln des Leidens und der menschlichen Erfahrungen bieten:

- **Anicca (Vergänglichkeit):** Alles ist im ständigen Wandel. Nichts im Leben ist dauerhaft, sei es unser Körper, unsere Gedanken oder unsere Emotionen. Diese Erkenntnis hilft Patient:innen, ihre Probleme und negativen Erfahrungen als vorübergehend zu begreifen, was zu einer Reduktion der Angst und Verzweiflung führen kann.
- **Dukkha (Leiden):** Das Leben ist grundsätzlich von Unvollkommenheit und Leiden geprägt. Das bedeutet jedoch nicht, dass das Leben nur leidvoll ist, sondern dass alle Erfahrungen, auch die positiven, mit Unsicherheit und Veränderung verbunden sind. Für Therapeut:innen ist es wichtig, Patient:innen zu helfen, ihre Ängste und Sorgen anzuerkennen und zu lernen, wie sie mit der Unvollkommenheit des Lebens umgehen können.
- **Anatta (Nicht-Selbst):** Das Konzept des »Nicht-Selbst« besagt, dass es zwar ein »Ich« gibt, dass dies aber keine dauerhafte, unveränderliche Natur hat. Vielmehr wird das »Selbst« als eine Ansammlung von Gedanken, Emotionen und Erfahrungen gesehen, die in ständiger Veränderung sind. In der Psychotherapie kann dies helfen, Identifikationsprozesse zu lösen und Patient:innen dabei zu unterstützen, sich nicht so stark mit negativen Gedankenmustern oder festgefahrenen Identitäten zu identifizieren.

(3) Der Geist und die Achtsamkeit

Die Buddhistische Psychologie legt großen Wert auf den *Geist* als das Zentrum aller Erfahrungen. Der Geist ist ständig in Bewegung, zwischen Vergangenheit und Zukunft, in ständigen Gedanken und Emotionen gefangen. Buddhistische Praxis betont daher *Achtsamkeit* (in Pali: Sati), das bewusste Wahrnehmen des gegenwärtigen Moments ohne Urteil. Diese Praxis kann für Therapeut:innen besonders hilfreich sein, um Patient:innen zu helfen, sich ihrer Gedanken, Emotionen und Körperempfindungen bewusst zu werden und so eine tiefere Selbstreflexion zu entwickeln.

(4) Anhaftung und Loslassen

Eine zentrale Idee in der Buddhistischen Psychologie ist, dass Anhaftung an Dinge, Menschen oder Vorstellungen die Quelle von Leid ist. Indem man lernt, Anhaftungen loszulassen und die Vergänglichkeit aller Dinge zu akzeptieren, kann man inneren Frieden finden. In der Psychotherapie könnte dieser Ansatz darin bestehen, Patient:innen zu helfen, die Bedeutung von Bindungen oder Idealisierungen zu hinterfragen und zu lernen, mehr Flexibilität und Akzeptanz in ihren Gedanken und Gefühlen zu entwickeln. Dies kann zu einer neuen Sicht auf die jetzige Erfahrung sowie auf das Erleben von depressiven Stimmungen führen und damit zu einem heilsameren Umgang damit.

(5) Die Entwicklung von Mitgefühl (Karuna)

Mitgefühl ist ein wesentlicher Bestandteil der buddhistischen Praxis. Für Psychotherapeut:innen bedeutet dies, dass der therapeutische Raum nicht nur einem kognitiven, sondern auch einem emotionalen Verständnisses und einer unterstützenden Haltung bedarf. Therapeut:innen, die Mitgefühl kultivieren, sind in der Lage, ihre Patient:innen in ihrem Leid zu begleiten, ohne sich selbst von diesem mitreißen zu lassen. Ein mitfühlender, nicht-wertender Umgang ist eine zentrale Praxis.

Die Grundlagen der Buddhistischen Psychologie als Basis für MBCT

(6) Der edle achtfache Pfad als therapeutische Orientierung
Der *edle achtfache Pfad* bietet eine praktische Struktur zur Reduktion von Leid und umfasst folgende Aspekte:

- **Rechte Sichtweise:** Einsicht in die wahre Natur der Realität.
- **Rechte Absicht:** Eine Haltung der Liebe, des Mitgefühls und des Wohlwollens.
- **Rechte Rede:** Achtsame und wahrhaftige Kommunikation.
- **Rechtes Handeln:** Ethik und moralisches Verhalten.
- **Rechtes Leben:** Ein Leben, das im Einklang mit den eigenen Werten steht.
- **Rechte Anstrengung:** Die Entwicklung von Disziplin und Ausdauer.
- **Rechte Achtsamkeit:** Die Fähigkeit, im gegenwärtigen Moment zu leben.
- **Rechte Konzentration:** Fokus und Meditation als Mittel zur inneren Ruhe

Für Psychotherapeut: innen kann dieser Pfad als Orientierung dienen, sowohl für ihre eigene Praxis als auch für die Anleitung von Patient:innen auf ihrem Weg zu Heilung und persönlichem Wachstum. MBCT unterscheidet sich natürlich von diesem spirituellen Weg und hat eine andere Ausrichtung. Gleichzeitig haben alle Bestandteile des achtfachen Pfades eine positive Wirkung auf psychotherapeutische Veränderungsprozesse oder entsprechen zum Teil auch therapeutischen Zielen oder Interventionen z. B. der Aspekt des »Rechten Lebens« weist Parallelen auf mit einer Werteklärung und -orientierung, wie sie in der Akzeptanz- und Commitmenttherapie (ACT) genutzt wird.

Zusammenfassung

Die Buddhistische Psychologie ergänzt klassische psychotherapeutische Ansätze durch ihre Betonung auf Achtsamkeit, Mitgefühl und das Verständnis des Geistes als Quelle von Leid. Die *drei Daseinsmerkmale* sowie die *vier edlen Wahrheiten* und der *edle achtfache Pfad* bieten eine wertvolle Orientierung für die therapeutische Praxis. Durch die Integration dieser Prinzipien können Therapeut:innen den Patient:innen helfen, tiefere Einsichten zu gewinnen, sich selbst zu heilen und einen Zustand inneren Friedens zu erreichen.

Grundlagen der MBCT in der klinischen Anwendung

- **Achtsamkeit (Mindfulness)**: Zentral in der MBCT ist die Achtsamkeit – eine bewusste, nicht wertende Aufmerksamkeit für den gegenwärtigen Moment. Sie hilft, Körperempfindungen, Gedanken und Emotionen wahrzunehmen, ohne automatisch zu reagieren, und fördert eine entspanntere Haltung gegenüber inneren Erfahrungen.
- **Kognitive Theorie**: Laut Kognitiver Verhaltenstherapie tragen negative Denkmuster zur Entstehung und Aufrechterhaltung psychischer Erkrankungen bei. In der MBCT hilft Achtsamkeit, sich weniger mit diesen Gedanken zu identifizieren und flexibler mit ihnen umzugehen.
- **Rückfallprävention:** MBCT zielt auf die Vorbeugung depressiver Rückfälle, indem Grübeln und negatives Denken unterbrochen und Gedanken und Gefühle aus einer bewussteren, distanzierteren Perspektive wahrgenommen werden. Körper oder Atem dienen als Anker ins Hier und Jetzt. Achtsamkeitsübungen machen die Theorie erlebbar und im Alltag umsetzbar.

INFO 10 • Ⓥ

Die spezifische Vulnerabilität von Menschen mit rezidivierender Depression

Gemäß den vier edlen Wahrheiten des Buddhismus gehören Leid, Stress und Krankheit zum Leben. Wird dies akzeptiert, kann Energie freigesetzt werden, die sonst in Widerstand oder Kampf fließt – gegen die Dinge, so wie sie sind. In der Realität leiden jedoch viele Menschen stark unter den Dingen, die in ihrem Leben nicht gut laufen oder sich verändern, und werden dadurch psychisch krank. Ein großer Teil dieses Leidens entsteht durch unsere Bewertungen, die unsere Gedanken und Gefühle beeinflussen. Besonders bei Depressionen richten sich diese Bewertungen gegen die eigene Person: »Ich bin nicht gut genug« oder »Andere kriegen das besser hin«.

Negative Gedankenmuster können leicht wieder aktiviert werden

Menschen mit wiederkehrenden Depressionen entwickeln häufig automatische Muster wie Grübeln oder Vermeidungsverhalten im Umgang mit schlechter Stimmung. Sie sind besonders gefährdet, weil ihre negativen Gedankenmuster durch bereits moderate Niedergeschlagenheit reaktiviert werden können (»differential activation hypothesis«, Teasdale, 1988). Diese Aktivierung führt zu globalen Selbstabwertungen, Hoffnungslosigkeit oder belastenden Erinnerungen, welche mit früheren depressiven Zuständen verknüpft sind. Die negativ gefärbte Stimmung verstärkt wiederum diese Gedanken, und so entsteht ein depressiver Aufschaukelungsprozess. Auch Veränderungen der Körperwahrnehmung oder motorische Veränderungen des Ganges oder eine gebeugte Haltung können zur Aufrechterhaltung beitragen (Michalak et al., 2010, 2015).

Sprachnaher Modus und Grübeln verstärken depressive Muster

Ein weiteres Problem liegt im Umgang mit diesen Gedanken: Häufig versuchen ehemals depressive Menschen, sich aus den Problemen »herauszugrübeln« (Nolen-Hoeksema, 2000) oder unangenehme Gefühle zu vermeiden. Dabei dominiert ein »sprachnaher Modus« – also ein Nachdenken über die Gefühle (»Ich sollte …«, »Früher war alles besser«). Diese Art des Denkens abstrahiert von der tatsächlichen Erfahrung und verstärkt depressive Muster. Dem gegenüber steht der »erfahrungsbasierte Modus«, bei dem Sinneswahrnehmungen und Körperempfindungen im Vordergrund stehen (z. B. die Person spürt ganz konkret – auf körperlicher Ebene – das Gefühl der Trauer). Empirische Studien bestätigen diese Modelle: Die leichte Aktivierbarkeit negativer Kognitionen durch Stimmung (Segal et al., 1999, 2006) sowie die Neigung zum Grübeln (Buckmann et al., 2018; Michalak et al., 2011) erhöhen nachweislich das Rückfallrisiko.

Wichtig

Die spezifische Vulnerabilität für Menschen mit einer Depressionserfahrung in der Vorgeschichte besteht in folgenden Aspekten:

- Bereits eine geringe negative Stimmung kann Gedanken negativ verzerren.
- Menschen können sich davon schwer lösen – aus Angst vor einer erneuten Depression.
- Gefühle werden bekämpft – und dadurch verstärkt (»What you resist, persists«).
- Vermeidungsverhalten und Grübeln setzen automatisch ein.
- Diese Strategien sind dysfunktional und verstärken die depressive Symptomatik.
- Frühwarnzeichen werden nicht erkannt.
- Eine neue depressive Episode kann entstehen, wenn diese Prozesse unbewusst ablaufen.

AB 1 • Ⓡ

Selbstreflexion: Umgang mit der spezifischen Vulnerabilität

In der MBCT sind wir gemeinsam mit den Patient:innen *Achtsamkeitsübende*. Deshalb ist es wichtig, dass wir anerkennen, dass wir dieselben Herausforderungen in Bezug auf den Umgang mit schwierigen oder negativen Gedanken, Gefühlen oder Körperempfindungen haben. Gleichzeitig müssen wir aber als Therapeut:innen wissen, wie ein achtsamer Umgang mit diesen Schwierigkeiten aussieht, damit wir ihn gut vermitteln und die Patient:innen dabei begleiten können.

Wenn ich eine moderat negative Stimmung habe, bemerke ich, dass die Gedanken negativ(er) und verallgemeinernder werden. Was ist dann für mich ein guter Umgang mit diesen Gedanken und wie kann ich das in meiner Therapie vermitteln?

....

....

....

....

Wenn ich bemerke, dass ich unangenehme Gefühle habe und sie am liebsten verdrängen möchte bzw. anfange, darüber nachzudenken, warum das so ist, was wäre dann ein achtsamer Umgang mit den Gefühlen?

....

....

....

....

Weshalb ist Vermeidungsverhalten in Bezug auf eine schlechte Stimmung eine ungünstige Umgangsweise und wie könnte ich das aus einer Achtsamkeitsperspektive in der Therapie vermitteln?

....

....

....

....

Default Mode Network (DMN)

In einer wegweisenden Studie identifizierten Raichle und Kollegen (2001) den sogenannten *default mode* des Gehirns, der aktiv wird, wenn wir nicht mit äußeren Aufgaben beschäftigt sind, sondern in einem Zustand der inneren Reflexion verweilen. Diese Studie gilt als eine der ersten, die das Konzept des Default Mode Network (DMN) etablierte. Buckner (2008) legt eine Studie vor, die eine detaillierte Übersicht über das Default Mode Network, seine Anatomie und Funktion sowie seine Relevanz für psychische Störungen bietet.

Relevanz des DMN für MBCT

Das DMN spielt eine zentrale Rolle in der MBCT, da die Praxis der Achtsamkeit darauf abzielt, die automatische Aktivierung des DMN zu erkennen und zu regulieren. MBCT hilft, das Grübeln (das häufig mit übermäßiger Aktivität im DMN verbunden ist) zu vermindern, indem es die Patient:innen lehrt, sich bewusst auf den gegenwärtigen Moment zu fokussieren und die Gedankengänge zu beobachten, ohne sich in ihnen zu verlieren (Zeidan, 2010). Farb und Segal (2024) nennen das Default Mode Network (DMN) das »Haus der Gewohnheiten« (house of habits).

Dieser Aspekt, uns im Bereich des Gewohnten zu bewegen, ist von großem Vorteil im Sinne der Ersparnis der Energie, die es erfordert, Aufmerksamkeit aufzubringen. Das DMN nimmt die Mühe aus repetitiven, automatisierten Abläufen wie Zähneputzen, aber auch aus komplexeren Routinen wie den Weg zur Arbeit fahren oder eine andere wohlgeübte Tätigkeit ausführen. Dies bezieht sich auch auf komplexe Bewegungsabläufe, die im Laufe des Lebens erlernt werden, etwa das Aufstehen. Ständiges Nachdenken über alltägliche Handlungen wie das Aufstehen wäre zu zeitaufwändig. Das DMN stellt daher vorgefertigte Routinen bereit – nicht nur für Bewegungsabläufe, sondern auch für das Zusammenspiel von Gedanken, Stimmungen, Körperhaltungen und damit verbundenen Überzeugungen wie »So bin ich nun mal«.

Der Grundzustand (default) des Gehirns ist durch eine ganze Reihe von mentalen Aktivitäten gekennzeichnet: Einen wirklichen Ruhezustand im Sinne des Nichts-Denkens gibt es nicht, am ehesten wird *mind wandering* (Gedanken laufen lassen) als solches angesehen. Sobald Menschen eingeladen werden, an »nichts Spezifisches« zu denken, wird das DMN aktiver und präsentiert Pläne, Einkaufslisten, Zweifel, Verpflichtungen, Verlangen, Bedauern, Reue, Zukunftssorgen …

Übung

Legen Sie das Buch beiseite, hören Sie für 30 Sekunden auf zu lesen und erlauben Sie Ihrem Gehirn, das zu tun, was es normalerweise tut.

Nach den 30 Sekunden machen Sie sich einige Notizen zu folgenden Fragen:

- War mein Gehirn still? Ohne Gedanken?
- Welche Gedanken waren da?
- Wenn ja, inwieweit waren diese selbstbezogen?
- Habe ich Gefühle wahrgenommen?
- Waren da Bewertungen?
- Kam Ihnen das alles vertraut vor?

Default Mode Network (DMN)

Im positiven Sinne dient diese selbstreferentielle Aktivität des DMN dazu, sich nicht allzu sehr in Aktivitäten im Außen zu verlieren. Es kann sich um eine leise Stimme handeln, die fragt, wann man eine Pause machen kann oder ob das Buch, das man liest, tatsächlich den Aufwand wert ist. Da der größere Teil des Gehirns mit dem Lösen von Problemen beschäftigt ist, ist ein Bereich, der sich als Gegengewicht mit Selbstreferenz befasst, sinnvoll.

Nun stellt sich die Frage, wie das DMN mit seinen automatisierten Antworten zum Problem wird. Da eine depressive Episode in der Regel mindestens mehrere Wochen lang anhält und mehrere Hirnareale im Sinne eines Netzwerkes zusammenarbeiten, bildet sich ein »Depressionsnetzwerk« heraus, in dem Körperempfindungen, Gedanken und Gefühle im Sinne einer konditionierten Reaktion zusammenwirken. Die negativen Gedanken, die depressionstypisch und als Symptom zu werten sind, treten während einer Episode häufiger auf und werden als wahr erlebt. Es kommt zu einem Teufelskreis mit Zunahme der Anspannung, der schlechten Stimmung und des »diskrepanzbasierten Problemlösemodus«. Im Weiteren, spätestens nach der dritten depressiven Episode, kann das Anstoßen einer der Elemente dieses neuronalen Netzwerkes genügen und der Mensch findet sich im »Haus der depressiven Gewohnheit« wieder – mit allen negativen Folgen.

Auf welche Weise kann Achtsamkeit diesen Prozess unterbrechen und evtl. langfristig verändern?
Aufmerksamkeit ist eine knappe Ressource im Gehirn und steht nicht unbegrenzt zur Verfügung. Das bedeutet, wenn die Aufmerksamkeit bewusst z. B. auf eine Sinneswahrnehmung gelenkt wird, steht sie nicht mehr für ruminatives Denken zur Verfügung. Auf diese Weise können durch wiederholte Aufmerksamkeitslenkung hin zu Sinneserfahrungen die gewohnheitsmäßigen neuronalen Netzwerke des negativen Denkens ausdünnen. Farb und Segal (2024) nennen das bewusste Aktivieren von Sinneserfahrungen *sense foraging* (Sinneseindrücke sammeln).

Als klassische Übung zur Sinneserfahrung gilt die Lenkung der Aufmerksamkeit auf die Wahrnehmung des Atems, hierbei werden die Bereiche des Gehirns, die mit Interozeption (die Wahrnehmung des Körperinneren) befasst sind, aktiviert. Bei der Fokussierung auf das Hören werden die Hirnareale, die Töne und Geräusche verarbeiten, aktiviert. Bei der Gehmeditation wird die Wahrnehmung der Fußsohlen betont.

Wichtig ist dabei, dass diese Aktivierung bewusst wahrgenommen wird und wiederholt geübt wird. Erst dadurch lässt sich der längerfristige Effekt nachweisen, dass die Netzwerke der aktivierten Areale auch ohne Aufmerksamkeitslenkung aktiv bleiben.

Achtsamkeit vs. getriebener Tun-Modus

Dieses Informationsblatt soll erläutern, wie Achtsamkeit in der Rückfallprophylaxe unterstützend wirken kann. Im Mittelpunkt steht die Förderung des metakognitiven Gewahrseins, das es ermöglicht, die beiden geistigen Zustände des Tun-Modus und des Sein-Modus, die im Anschluss erläutert werden, bewusst voneinander zu unterscheiden.

Exkurs • Metakognitives Gewahrsein

Metakognitives Gewahrsein meint die Fähigkeit, Kognitionen in all ihren Erscheinungsformen wie Gedanken, Imaginationen, Annahmen, Einstellungen und Glaubenssätzen als mentale Erscheinungen zu erfahren. Dies bedeutet, diese mentalen Erscheinungen als erlernte geistige Gewohnheiten erkennen zu lernen. Üblicherweise werden Kognitionen in all ihren Facetten als objektive Wahrheiten oder als ein integraler Bestandteil des Selbst erlebt. Metakognitives Gewahrsein ist mehr als ein intellektuelles oder theoretisches Verständnis, es umfasst auch die körperliche und emotionale Ebene. Auf diese Weise wird es möglich, die üblichen Kognitionen nicht mehr so »persönlich« zu nehmen, es muss nicht geglaubt oder danach gehandelt werden. Es wird möglich, zu dezentrieren, sich zu de-identifizieren, eine beobachtende Haltung einzunehmen, die es erlaubt, Gedanken und Gefühle als vorübergehende geistige und emotionale Zustände zu sehen, ebenso wie Körperempfindungen.

Ein Beispiel: Ein Druck in der Brust erinnert an den Druck, der in der letzten depressiven Phase erlebt wurde. Der erste Gedanke ist: »Oh nein, bitte nicht schon wieder. Ich möchte nicht mehr in eine Depression fallen.« Daraus entsteht die Angst, wenn dieser Druck zugelassen wird, in eine erneute depressive Stimmung abzugleiten. Die körperliche Empfindung wird als feindlich angesehen und bekämpft, was wiederum die Angst vergrößert. So werden der Körper und die Körperwahrnehmung nach und nach abgespalten. In der MBCT geht es nun darum, zu lernen, diesen körperlichen Druck als eine allgemeinmenschliche Erfahrung anzusehen, sich dem Empfinden zuzuwenden und sich in der Gegenwart zu verankern. Von dort aus kann der einsetzende Prozess des Denkens wahrgenommen werden, ohne sich mit ihm zu identifizieren (metakognitives Gewahrsein). Bleiben wir in Kontakt mit den Erfahrungen, können wir erkennen, dass sie sich auch wieder verändern. (Anicca – Vergänglichkeit). Deshalb wird in der Meditation Wert daraufgelegt, das Kommen und Gehen der körperlichen Empfindungen zu beobachten – einschließlich aller Gedanken und Gefühle, die dadurch ausgelöst werden. Es wird eben nicht versucht, einen gedankenlosen Zustand zu erreichen. So können De-Identifikation und ein anderer Umgang mit den Gedanken und Gefühlen gelingen.

Diskrepanzbasierte Problemlösung – Tun-Modus versus Sein-Modus

Das größte Hindernis für metakognitives Gewahrsein stellt die Tendenz dar, sich im Denken zu verstricken. Wie geschieht das?

- Üblicherweise dient das analytische Denken dazu, mentale Modelle einer Situation zu erstellen, die dabei helfen können, Probleme zu lösen, indem Vergangenes erinnert wird und Probelösungen im Geist durchgespielt werden. Dabei ist ein Prozess aktiv, der »diskrepanzbasierte Problemlösung« genannt wird.
- Hierbei wird der Ist-Zustand mit dem Soll-Zustand abgeglichen: Ich möchte Fahrrad fahren, sehe, dass ein Reifen platt ist, gehe zum Fahrradhändler und kaufe Flickzeug. Oder lasse den Fahrradhändler den Reifen reparieren.

Achtsamkeit vs. getriebener Tun-Modus

- Dieser sogenannte »Tun-Modus« funktioniert in der Regel reibungslos und gut, wenn es sich um äußere Probleme handelt. Im Außen ist die Distanz, die es zu überwinden gilt (z. B. der Weg zum Fahrradhändler) gleichbleibend und die Überlegung, wie ich dort hinkomme, beeinflusst den Weg als solches nicht.
- Zu Verstrickungen in diese Form des analytischen Herangehens kommt es, wenn versucht wird, sich aus Situationen herauszudenken, die sich nicht durch Denken lösen lassen, wie zum Beispiel eine schlechte Stimmung. Sollte dabei eine Lösung auftauchen wie z. B. eine Pause machen und physiologische Bedürfnisse ernst nehmen oder eine Freundin sprechen, gibt es kein weiterreichendes Problem.
- Ein Problem entsteht, wenn keine praktischen Lösungen auftauchen, auch, weil die schlechte Stimmung selbst das Denken negativ beeinflusst. Hierdurch bleibt die Diskrepanz zwischen gewünschtem Zustand (bessere Stimmung) und der tatsächlichen Stimmung nicht nur weiter bestehen, sie verschärft sich sogar durch die fortwährende Überprüfung der Innenwelt. Der sonst nützliche Tun-Modus wird zum »getriebenen Tun-Modus«.

Beispiel

Ein alltägliches Beispiel ist das Herumwälzen bei nächtlicher Schlaflosigkeit: Der Wunsch, einzuschlafen, verbunden mit der zunehmenden Anspannung, dass es nicht gelingt, führt zu einer Verschlechterung der Situation mit verstärkter Anspannung und stärkere Grübelneigung mit Erwartungsangst vor dem nächsten Tag (»Ich werde müde sein«) und negativen Selbstzuschreibungen (»Hätte ich doch nur gestern Sport gemacht«, »Ich bin eine Versagerin«).

Der getriebene Tun-Modus

- Der getriebene Tun-Modus geht mit einem Gefühl des Blockiert-Seins einher und das Nachdenken über die Welt, wie sie sich gerade innerlich abbildet, hat Priorität, während das tatsächliche Erleben, die reale Sinneserfahrung des gegenwärtigen Momentes, abhandenkommt.
- Die Erfahrung des Selbst wird zunehmend entfremdet, das durch ruminatives Denken erschaffene Selbst wird abgelehnt bis hin zu dem Gedanken »Ich kann nicht mit mir leben«.
- Der Teufelskreis des ruminativen Denkens mit Verschlechterung der Stimmung erfährt neuen Schwung im Sinne einer Abwärtsspirale.

Wichtig

Wie kann Achtsamkeit helfen? Durch die Förderung der Dezentrierung mit der Hinwendung der Aufmerksamkeit auf den Körper wird der sensorischen Erfahrung im gegenwärtigen Moment Priorität eingeräumt. Die Anleitungen in den Achtsamkeitsübungen dienen als Anker für die Aufmerksamkeit, so dass es einen willentlichen Bezugspunkt gibt, auf den sich ausgerichtet werden kann. Davon hört der »diskrepanzbasierte Problemlösemodus« nicht einfach auf, es wird jedoch möglich, ihn überhaupt zu identifizieren. Es wird möglich, den Tun-Modus vom getriebenen Tun-Modus unterscheiden zu lernen.

Achtsamkeit vs. getriebener Tun-Modus

Wie gestaltet sich der Weg vom Tun-Modus zum Sein-Modus?
Gibt es eine Alternative zum Tun-Modus (engl. Doing Mode)? Die Alternative ist der sogenannte Sein-Modus (engl. Being Mode). Dieser lässt sich schwerer beschreiben als der Tun-Modus.

Die Qualitäten des Sein-Modus sind:
- ▶ eine akzeptierende Grundhaltung
- ▶ Der Sein-Modus ist zulassend und ohne Ziel, so dass keine Notwendigkeit besteht, ständig eine Diskrepanz zu überwinden.
- ▶ Tun ist häufig in eine Zukunft gerichtet, während Sein nichts tun und nirgendwo hin gehen muss, sondern im gegenwärtigen Augenblick verweilt z. B. beim Gehen auch tatsächlich beim Gehen sein.
- ▶ Gedanken und Gefühle sind im Sein-Modus kein Hinweis auf ein zu lösendes Problem, sind nicht »gut« oder »schlecht«, sondern vorübergehende Erscheinungen im Geist, so wie auch Geräusche kommen und gehen.

Die Abkoppelung von Gedanken und Gefühlen von zielorientierten Handlungen, die dazu dienen sollen, Angenehmes festzuhalten und Unangenehmes loszuwerden, bringt eine Grundvoraussetzung mit. Sie erfordert eine größere Fähigkeit, unangenehme emotionale Zustände auszuhalten, ohne in die gewohnten Muster des Versuchs der »Verbesserung« zu geraten. Im Rahmen des MBCT lernen die Patient:innen, vom Autopiloten in einen wacheren Zustand zu wechseln, damit ihnen bewusst ist, was sie tun, während sie es tun. Dies erfordert einige Übung und gewisse Lernschritte:
- ▶ Lernen, wahrzunehmen, wann man in der Vergangenheit und wann in der Zukunft ist, in dem aktiv in das Sein im gegenwärtigen Moment umgeschaltet wird.
- ▶ Lernen, die Tendenz zur Vermeidung von Unangenehmem wahrzunehmen und stattdessen der Aversion mit Interesse begegnen.
- ▶ Lernen, wahrzunehmen, dass es die Tendenz gibt, die Situation anders haben zu wollen als sie ist und stattdessen identifizieren, wo im Körper sich das Problem zeigt und wie man der Erfahrung erlauben kann, so zu sein, wie sie ist.
- ▶ Lernen, Gedanken als mentale Erscheinungen zu identifizieren. Dies hilft, Gedanken nicht mehr »persönlich« zu nehmen und nicht alles als Wahrheit zu betrachten, vor allem die negativen Gedanken über sich selbst.
- ▶ Lernen, einen freundlichen und fürsorglichen Umgang mit sich selbst zu pflegen, statt des üblichen harten Umgangs mit sich selbst, der zusammen mit dem getriebenen Tun-Modus zur Erschöpfung führt. Dies gilt insbesondere in Momenten, in denen die Stimmung schlecht ist und man sich nicht danach fühlt, freundlich mit sich zu sein.

Fazit • Drei Hauptziele des MBCT in Bezug auf Tun- und Sein-Modus
- ▶ den jeweiligen inneren Modus erkennen lernen (Tun-Modus, getriebener Tun-Modus, Sein-Modus)
- ▶ die Frage beantworten lernen, ob der jeweilige Modus gerade nützlich ist für den gegenwärtigen Moment
- ▶ die Fähigkeit entwickeln, aus dem nicht-hilfreichen Modus in einen anderen zu wechseln

3 Was sind Indikationen und Kontraindikationen?

Die Informations- und Arbeitsblätter dieses Kapitels sollen Ihnen einen Eindruck über die vielfältigen Einsatzgebiete der MBCT vermitteln. Es werden verschiedene Störungsbilder vorgestellt, für die es Evidenz gibt, dass das der MBCT zugrundeliegende Rational im Sinne eines transdiagnostischen Vorgehens erfolgversprechend ist. Einige Aspekte der Wirkweise werden in diesem Kontext zum vertieften Verständnis näher erläutert.

Informations- und Arbeitsmaterial dieses Kapitels

INFO 13 Indikationen und Kontraindikationen
Auf diesem Informationsblatt wird eine allgemeine Einführung zur ursprünglichen Indikation der rezidivierenden depressiven Episoden gegeben, zudem werden absolute Kontraindikationen benannt.

INFO 14 Nebenwirkungen von Achtsamkeit
Dieses Informationsblatt stellt die Nebenwirkungen einer Achtsamkeitspraxis und den Umgang hiermit dar.

INFO 15 Depressionen
Die Symptomatik und die verschiedenen Verlaufsformen von Depressionen werden auf diesem Informationsblatt näher erläutert.

INFO 16 Suizidalität: vertiefendes Verständnis der Mechanismen
Auf diesem Informationsblatt soll genauer erläutert werden, welches die Mechanismen sind, die spezifisch im Kontext der Depression die Wahrscheinlichkeit von Suizidgedanken und -handlungen erklären können.

AB 2 Selbstreflexion: Hintergrundinformationen zu Suizidalität
Das Arbeitsblatt soll anregen, über Ihre klinischen Erfahrungen mit Suizidalität nachzudenken. Inwiefern können die neu erlernten Aspekte Ihre Arbeitsweise verändern?

INFO 17 Traumasensitive Achtsamkeit
Achtsamkeit bei Traumafolgestörungen ist ein wichtiges Thema, da viele Patient:innen, die an rezidivierenden depressiven Episoden leiden, Traumatisierungen erlitten haben. Die Besonderheiten der traumasensitiven Achtsamkeit werden in diesem Informationsblatt näher beschrieben.

AB 3 Selbstreflexion: Traumasensitive Achtsamkeit
Dieses Arbeitsblatt dient der Selbstreflexion bezüglich eigener Belastungen und Traumatisierungen.

INFO 18 Angststörungen
Angststörungen stellen die zweithäufigsten psychischen Störungen dar. Wie das Rational der MBCT helfen kann und welche Evidenz es hierfür gibt, darüber klärt dieses Informationsblatt auf.

INFO 19 ADHS
Die Behandlung der ADHS ist primär eine medikamentöse. Zur Erweiterung und Verbesserung des Behandlungsspektrums hat sich MBCT als vielversprechend erwiesen. Dieses Informationsblatt gibt Hintergründe für die Anwendung der MBCT bei ADHS.

INFO 20 Zwangsstörungen
Zwangsstörungen gehören zu den häufigen psychischen Erkrankungen mit einer oft hohen Krankheitslast. Das transdiagnostische Rational, das hinter der MBCT steht, bietet sich für diese Störungen an, die häufig mit intensiven Überzeugungen einhergehen. Welche Erfahrungen bei Zwangsstörungen vorliegen und welche Adaptationen hilfreich sind, wird auf diesem Informationsblatt erläutert.

INFO 21 Bipolare Störungen
Die Bipolaren Störungen sind Erkrankungen, die mit großen Einschränkungen einher gehen. Jenseits der medikamentösen Therapie werden Behandlungsoptionen gesucht, die die Symptomatik und die Rückfallhäufigkeit reduzieren helfen. Die für diese Erkrankung erprobten Modifikationen der MBCT werden auf diesem Informationsblatt vorgestellt.

INFO 22 Psychosen
Auch bei Psychosen hat es erste Versuche gegeben, eine Symptomveränderung durch MBCT zu erreichen und den Patient:innen dadurch Entlastung zu schaffen. Es wird ein Überblick über aktuelle Forschungen zu Achtsamkeit und Psychosen gegeben.

INFO 13 • E

Indikationen und Kontraindikationen

Indikationen

Depressionen. Die MBCT wurde ursprünglich für Menschen mit rezidivierenden depressiven Störungen entwickelt, die bereits die dritte Episode erlitten haben. Bei dieser Patientengruppe ist die Datenlage bezüglich der Wahrscheinlichkeit, dass die Depression einen chronischen Verlauf nimmt, recht eindeutig. Mittlerweile wird der Cut-off bereits nach zwei Episoden gesetzt. Kardinalsymptom sind Grübelschleifen und der ungünstige Umgang mit negativer Stimmung, die eine spezifische Vulnerabilität der ehemals Depressiven darstellt. Diese zwei Symptome bilden die »Eintrittspforte« für eine erneute Verschlechterung des Befindens mit einer Abwärtsspirale in die klinisch relevante Episode. In der ursprünglichen Indikationsstellung befinden sich die Patient:innen während der Teilnahme an einem Kurs nicht in der akuten Phase, sondern mindestens in Teil-Remission. Für diese Patientengruppe gibt es eine gute Datenlage, dass die Rückfallrate um bis zu 50 Prozent gesenkt werden kann. Sollte es doch zu einer erneuten Episode kommen, so werden deren Vorboten häufig früher bemerkt, die Episode wird nicht so schwer und / oder verläuft kürzer. Mittlerweile wurde die Indikation zur Teilnahme an einem Kurs auch auf die chronische Depression (im ICD 11 »Dysthymia«) sowie auf eine aktuelle depressive Episode ausgeweitet.

Kontraindikationen

Schwere depressive Episode. Eine relative Kontraindikation findet sich im Zusammenhang mit dem Schweregrad der aktuellen depressiven Episode. Ein zentraler Baustein des MBCT-Programms stellt das tägliche Üben dar. Die Empfehlungen lauten 45 Minuten formelle Praxis sowie mehrere kürzere Elemente, die in das tägliche Leben eingebaut werden (informelle Praxis). Sollte eine starke Antriebsstörung in Verbindung mit vermindertem Selbstwerterleben vorliegen, so kann die täglich zu absolvierende Übezeit eine übermäßige Herausforderung darstellen. Hierdurch kann es zu Versagensgefühlen kommen, die im Rahmen einer negativen Schleife zu einer Verschärfung der depressionsinhärenten Selbstwertproblematik führen. Es gilt in einer solchen Situation mit der / dem Patient:in ein mögliches Vorgehen zu besprechen. Dies könnte sein, die tägliche Praxiszeit den eigenen Möglichkeiten anzupassen oder statt des üblichen Gruppensettings ein Einzelsetting vorzuziehen.
Chronische Suizidalität und Traumafolgestörungen sind keine absoluten Kontraindikationen, erfordern jedoch ein angepasstes Vorgehen (s. **INFO 17** »Traumasensitive Achtsamkeit«).

Wichtig

Absolute Kontraindikationen sind

- akute Suizidalität
- manische Phase
- schwerstes Untergewicht
- akute Intoxikationen durch Alkohol oder Drogen
- akute Psychose

INFO 14 • E

Nebenwirkungen von Achtsamkeit

Es ist bekannt, dass intensive Meditationszeiten zu einer psychischen Destabilisierung führen können, die unterschiedliche Ausmaße annehmen kann.

Merke

Nebenwirkungen von Meditation können sein:
- primäre Verschlechterung der Symptomatik
- Zunahme von Ängstlichkeit oder Depressivität
- veränderte Körperempfindungen
- verstärkte Selbstwahrnehmung
- Veränderungen der Sinneswahrnehmungen

Eine Besonderheit stellt die Gruppe derer dar, die, in welcher Form auch immer, an Traumafolgestörungen leidet – insbesondere, wenn Dissoziation vorliegt – und bisher keine spezifische Therapie erfahren haben. Hier kann es durch die Zunahme der Selbstbeobachtung ohne bereits entwickelte Fähigkeiten zur Distanzierung zu Schwierigkeiten der Regulation mit traumaassoziiertem Material kommen.

Wichtig

Meditation kann Nebenwirkungen haben, über die im Rahmen des Vorgesprächs aufgeklärt werden muss.

Depressionen

Symptomatik

Depressionen sind psychische Störungen, die durch einen Zustand deutlich gedrückter Stimmung, Interesselosigkeit und Antriebsminderung über einen längeren Zeitraum gekennzeichnet sind. Damit verbunden treten häufig verschiedene körperliche Beschwerden auf. Depressive Menschen sind durch ihre Erkrankung meist in ihrer gesamten Lebensführung beeinträchtigt. Es gelingt ihnen nicht oder nur schwer, alltägliche Aufgaben zu bewältigen, sie leiden unter starken Selbstzweifeln, Konzentrationsstörungen und Grübelneigung sowie Schlaf- und Appetitstörungen. Depressionen gehen wie kaum eine andere Erkrankung mit hohem Leidensdruck einher, da diese Erkrankung in zentraler Weise das Wohlbefinden und das Selbstwertgefühl der Patient:innen beeinträchtigt.

Inzidenz und Prävalenz

- Depressionen zählen zu den häufigsten, aber hinsichtlich ihrer individuellen und gesellschaftlichen Bedeutung meistunterschätzten Erkrankungen.
- Das Risiko, im Laufe des Lebens an einer Depression (alle Formen) zu erkranken (Lebenszeitprävalenz), liegt national wie international bei 16 bis 20 Prozent.
- Die 12-Monatsprävalenz für eine unipolare Depression in der Allgemeinbevölkerung liegt bei 8,2 Prozent mit einer höheren Prävalenz bei jungen Frauen und einer insgesamt stärkeren Symptomschwere während der Episoden.
- Insgesamt erkranken Frauen ca. doppelt so häufig wie Männer und die Ersterkrankung tritt früher auf.
- Depressionen können in jedem Alter auftreten, ca. 50 Prozent der Betroffenen erkranken erstmals vor dem 31. Lebensjahr.
- Im höheren Lebensalter sind Depressionen die häufigste psychische Störung, so wird die Rate an Depressionen in Einrichtungen der Altenpflege auf bis zu 50 Prozent geschätzt. Auch die Suizidrate ist bei Hochbetagten am höchsten, v. a. bei alleinstehenden Männern.

(Nationale Versorgungsleitlinie Unipolare Depression, 2022)

Somatische Wechselwirkungen und Komorbiditäten

Somatische und psychische Erkrankungen stehen in enger Wechselwirkung, was besonders für depressive Störungen gut belegt ist. Schwere körperliche Erkrankungen können behandlungsbedürftige Depressionen auslösen, umgekehrt erhöhen Depressionen das Risiko für somatische Erkrankungen und verschlechtern deren Verlauf – etwa bei Herz-Kreislauf-Erkrankungen, Krebs, Schlaganfall, Schmerzen, Asthma, Allergien, Diabetes und Infektionen.

Doch nicht nur für die betroffene Person stellt die Erkrankung eine Belastung dar, auch im zwischenmenschlichen Bereich sowie im Bereich des Arbeitsumfelds kommt es zu deutlichen Beeinträchtigungen durch Reduktion der beruflichen Leistungsfähigkeit sowie durch interpersonelle Schwierigkeiten.

Depressionen

Wichtig

Jenseits der Lebensbeeinträchtigung durch die Erkrankung gehen depressive Störungen mit einer erhöhten Mortalität einher. Im Vergleich zur Allgemeinbevölkerung haben Menschen mit Depression eine ca. zweifach erhöhte Mortalität und eine durchschnittlich reduzierte Lebenserwartung um 7 bis 14 Jahre. Diese sogenannte »Exzessmortalität« ist nicht nur durch die erhöhte Suizidrate erklärbar, sondern auch durch die oben genannten somatischen Komorbiditäten und krankheitsfördernde Lebensstilfaktoren. Depressionen stellen die häufigste Ursache für Suizide dar. In Deutschland nehmen sich pro Jahr ca. 10 000 Menschen das Leben, von diesen gehen ca. 40 bis 70 Prozent auf depressive Störungen zurück.

Verschiedene Verlaufsformen

Depressionen verlaufen meist episodisch, d. h. zeitlich begrenzt, oft mit spontaner Besserung. Vor der Einführung von Psychopharmaka dauerte eine Episode im Schnitt 6–8 Monate. Mit Behandlung verkürzt sich die Dauer auf ca. 16 Wochen. Rund 90 % der Episoden gelten als mittel- bis schwergradig.

Die Verläufe variieren stark: Eine Episode kann vollständig remittieren oder unvollständig abklingen, wobei dann eine Residualsymptomatik bestehen bleibt – ein Risikofaktor für Rückfälle. Eine *Dysthymie* bezeichnet eine über mindestens zwei Jahre anhaltende, leichtere depressive Symptomatik, aus der eine zusätzliche Episode entstehen kann (doppelte Depression). Dauert eine Episode über zwei Jahre an, spricht man von einer *chronischen Depression.*

Auslöser für depressive Episoden

Häufige Auslöser sind Trennung oder Todesfälle, Arbeitslosigkeit, Leistungsdruck, soziale Isolation, chronische Erkrankungen (z. B. Krebs, Schmerzen, Demenz), Hormonveränderungen (z. B. Wochenbett, Wechseljahre) oder Medikamente. Nicht jeder Mensch reagiert mit einer Depression. Das Risiko hängt von Genetik, Persönlichkeit, Resilienz, Vulnerabilität sowie sozialen und Umweltfaktoren ab. Bei der Erstdiagnose sind oft ein oder mehrere dieser Faktoren erkennbar. Bei Rückfällen wirkt die frühere Episode selbst als zusätzlicher Risikofaktor: Nach der ersten steigt das Risiko für eine zweite um 40–60 %, bei weiteren Episoden nimmt es weiter zu – auch bei leichteren Auslösern.

Wichtig

Die Aktivierung der während der Episode sich entwickelnden neuronalen Netzwerke (das Zusammenwirken der verschiedenen Hirnareale, die für Körperhaltung, Stimmung und Gedanken zuständig sind) durch oft nur eine Komponente dieses Netzwerks kann bereits genügen, um die betroffene Person in eine Abwärtsspirale aus schlechter Stimmung mit nicht hilfreichem Umgang mit den sich verschärfenden negativen Gedanken zu befördern. Dies kann sich sogar auf suizidale Gedanken und Impulse beziehen.

Suizidalität: vertiefendes Verständnis der Mechanismen

Suizidales Verhalten entsteht oft aus dem Erleben von Niederlage, Ausweglosigkeit und fehlender Rettung (real oder vorgestellt). Solche Reize lösen einen biologischen Zustand von Hilflosigkeit aus, ähnlich dem Angst- / Immobilitätskreislauf nach Peter Levine. Dabei können schwere Depressionen oder Traumata zu Bewegungslosigkeit bis hin zur Angststarre führen. Angst und Immobilität werden dabei häufig miteinander verknüpft und konditioniert.

Rezeptivität für Signale der Niederlage: Der »perzeptionelle Pop-out-Effekt«

Ein gut dokumentiertes Phänomen ist der »Pop-out-Effekt«, bei dem ein für eine Person bedeutsamer Stimulus plötzlich hervorsticht. Ein Beispiel hierfür ist das »Cocktailparty-Phänomen«, bei dem wir unseren Namen aus einem Stimmengewirr heraushören können. Menschen, die für Botschaften von Niederlage empfänglich sind, nehmen verstärkt negative Signale aus ihrer Umwelt wahr. MBCT unterstützt die Wahrnehmung dieser kognitiven Verzerrung.

Das Gefühl, in der Falle zu sitzen

Depressive oder traumatisierte Patient:innen neigen dazu, Ereignisse übergeneralisiert zu erinnern. Sie erinnern sich nicht an konkrete, glückliche Erlebnisse, sondern an vage, kategorische Erinnerungen, die ihre Problemlösungsfähigkeit beeinträchtigen. Diese Tendenz zur übergeneralisierten Erinnerung erschwert es, spezifische Probleme zu lösen, da relevante Lösungen in konkreten Erinnerungen verborgen liegen. Mindfulness-Based Cognitive Therapy (MBCT) kann helfen, diese Tendenz zu reduzieren.

> **Wichtig**
>
> MBCT reduziert die Tendenz zu übergenereller Erinnerung (Debeer et al., 2011, zitiert nach Williams et al., 2017, S. 37)

Ist Rettung möglich?

Die Fähigkeit, sich eine positive Wendung in der Zukunft vorzustellen, ist ein wichtiger Faktor für die Hoffnungslosigkeit. Suizidale Patient:innen haben Schwierigkeiten, sich positive zukünftige Ereignisse vorzustellen, was zu einem Gefühl der Hoffnungslosigkeit führt. Diese Schwierigkeit bleibt bestehen, egal ob es um die nahe oder ferne Zukunft geht.

> **Merke**
>
> Das Üben von Achtsamkeit fördert die Wahrnehmung des Zusammenhanges zwischen schlechter Stimmung und negativem Denken.

Zwei Modi des menschlichen Geistes – Vorstellung und Erfahrung

Der menschliche Geist verarbeitet Erfahrungen entweder durch Vorstellung oder durch direkte Erfahrung. Bei negativen Primäremotionen wie Traurigkeit oder Angst führt übermäßiges Nachdenken häufig zu negativen sekundären Reaktionen, die die Situation verschärfen. Der Geist reagiert auf Vorstellungen von innen genauso wie auf äußeren Input, was zu einer Aktivierung des Kampf- / Flucht-Systems und einer Stressreaktion führt. Negative Stimmungen können den Zyklus von negativem Denken verstärken, der typisch ist für depressive Episoden.

Suizidalität: vertiefendes Verständnis der Mechanismen

Merke

Der menschliche Geist reagiert auf Vorstellungen von innen wie auf Input von außen. Das Gehirn kann jedoch nicht unterscheiden, ob eine Gefahr von außen oder von innen, von der Vorstellungskraft her, stammt. Die Folge ist eine Aktivierung des Kampf-/Flucht-Systems mit einem Aufschaukeln der psycho-vegetativen Situation, also eine Stressreaktion.

Die Metapher der zwei Pfeile

Die Metapher der zwei Pfeile wird gerne verwendet, um den obigen Prozess näher zu beschreiben. Es handelt sich hier um eine Metapher, die in einem der grundlegenden Lehren des Theravada-Buddhismus, des *Sallatha Sutta* (auch bekannt, als das »Sutra von den zwei Pfeilen«) aus dem *Samyutta Nikaya* (SN 36.6) im Pali-Kanon beschrieben wird. Der Text behandelt den Umgang mit emotionalem und körperlichem Schmerz. Der Buddha erklärt, dass es im Leben unweigerlich zu Schmerz kommt, sei es durch körperliche Verletzungen oder durch emotionale Erfahrungen wie Verlust oder Enttäuschung. Doch der Buddha betont, dass der Schmerz selbst nicht das Problem ist – der wahre Schmerz entsteht, wenn wir uns in negativen Gedanken über den Schmerz verstricken und ihn weiter verstärken.

Das Sutta lehrt, dass, obwohl der erste Pfeil (der tatsächliche Schmerz) unvermeidlich ist, der zweite Pfeil (der mentale Schmerz, der durch unsere Reaktion auf den ersten Pfeil entsteht) uns unnötig zusätzliches Leiden zufügt, welches wir durch Achtsamkeit und Weisheit vermeiden können (Thanissaro Bhikkhu, 2013).

Suizidalität und wiederkehrende depressive Episoden

Suizidalität tritt häufig bei wiederkehrenden depressiven Episoden auf, oft wieder mit einer erneuten Krise. 80 Prozent der Menschen, die in früheren Episoden suizidal waren, erleben dies auch bei späteren Episoden. In dieser Phase müssen Therapeut:innen besonders auf die »schlimmste« Krise und das Fortschreiten der Suizidalität achten, da diese sich schnell verschlechtern kann. Negative kognitive Muster und ein Gefühl der Hoffnungslosigkeit können auch in nicht-depressiven Phasen erneut aktiviert werden.

Flashbacks und Flashforwards bei Suizidalität

Flashbacks, also durch Trigger ausgelöste Erinnerungen an traumatische Erlebnisse, sind ein bekanntes Phänomen bei Trauma-Opfern. Bei Suizidpatient:innen sprechen Forscher von »Flashforwards«, die Imaginationen von Selbstmordfantasien, wie das Vorstellen der eigenen Beerdigung oder der Tat selbst, beinhalten. Diese Visionen können sowohl verstörend als auch beruhigend wirken, insbesondere bei längeren oder wiederkehrenden depressiven Episoden.

Angsterkrankungen und Suizidalität: der »dritte Pfeil«

Für das Wohlbefinden des Menschen sind Gefühle von Zugehörigkeit, Kontrolle und Sicherheit zentral. Werden diese Bedürfnisse nicht erfüllt, können Gefühle wie Schuld, Scham und Hoffnungslosigkeit zu einem »Seelenschmerz« führen, der eine starke Triebkraft für Suizidalität darstellt. Menschen mit einer erhöhten Anfälligkeit für Erwartungsängste haben ein höheres Suizidrisiko. Besonders bei depressiven Patient:innen mit Panikstörungen ist die Angstanfälligkeit ein stärkerer Prädiktor für

Suizidalität: vertiefendes Verständnis der Mechanismen

Selbstmordgedanken als die depressive Symptomatik selbst. Wenn wiederholte suizidale Krisen auftreten, entsteht ein Gewöhnungseffekt, der den Selbstmord als Möglichkeit der Erlösung vom »Seelenschmerz« erscheinen lässt. Dieser dritte Pfeil steht für das Gefühl der Dringlichkeit, den Schmerz sofort zu lindern, weil die Angst vor Kontrollverlust überwältigend wird. Suizidalität tritt oft auf, wenn der Schmerz als untragbar wahrgenommen wird und eine schnelle Lösung erforderlich erscheint.

Merke

Im Kontext der MBCT bedeutet dies für die Aufklärung von Patient:innen mit einer schweren depressiven Episode mit Angsterkrankungen, die sich für den Kurs interessieren, dass sie darauf vorbereitet werden sollten, dass suizidales Denken, genau wie andere Aspekte des depressiven Denkens, reaktiviert werden kann. Insbesondere sollte über Flashforwards als eine spezifische Art des Denkens aufgeklärt werden.

AB 2 • Ⓡ

Selbstreflexion: Hintergrundinformationen zu Suizidalität

Welche Erfahrungen habe ich mit suizidalen Patient:innen?

....

....

Welche Aspekte der Hintergrundinformationen sind neu für mich?

....

....

Inwiefern sollte ich die Anamneseerhebung verändern?

....

....

Wie aufmerksam bin ich bei mir selbst und bei meinen Patient:innen für den Zusammenhang zwischen negativer Stimmung und negativem Denken?

....

....

Welche Fragen könnte ich meinen Patient:innen stellen, um sie für diesen Zusammenhang zu sensibilisieren?

....

....

Wie könnte ich Patient:innen darin unterstützen, ihre Erinnerungen konkreter werden zu lassen, um aus dem unheilvollen Kreislauf der generalisierenden Erinnerung herauszukommen?

....

....

Traumasensitive Achtsamkeit

Es gibt einen deutlichen Zusammenhang zwischen dem Erleiden von Traumatisierungen und dem Auftreten von Depressionen. Deshalb ist davon auszugehen, dass Patient:innen, die sich für die Teilnahme an einem MBCT-Kurs interessieren, Erfahrungen mit Traumatisierungen haben können oder sogar eine Traumafolgestörung als zusätzliche Diagnose haben. Es ist jedoch notwendig, einige Modifikationen im Kontext des Vorgespräches sowie bei der Durchführung des Kurses zu beachten. Trauma wird als ein Ereignis beschrieben, das eine vitale Diskrepanz zwischen bedrohlichen Situationen und individuellen Bewältigungsmöglichkeiten darstellt. Dies führt zu Gefühlen von Hilflosigkeit und einer dauerhaften Erschütterung des Selbst- und Weltverständnisses (Fischer & Riedesser, 1998). Traumatische Erfahrungen können zu Symptomen wie Ängsten, Körperbeschwerden, Depressionen und sozialer Isolation führen. Auslöser sind frühkindliche körperliche, sexualisierte und emotionale Gewalt, Verlust von Bezugspersonen oder extreme Erlebnisse wie Naturkatastrophen. Sekundärtraumatisierung (Zeugenschaft; bei Psychotherapeut:innen durch die Traumaberichte!) kann ebenfalls zu Traumafolgestörungen führen.

Posttraumatische Belastungsstörung (PTBS) und komplexe PTBS
Die Symptome umfassen das Wiedererleben des Traumas, Vermeidung von Triggern, negative Stimmungen, Erregungszustände wie Hypervigilanz und Schwierigkeiten im Hier und Jetzt zu sein. Wenn Traumata über Jahre anhalten, spricht man von einer komplexen Traumafolgestörung, häufig begleitet von anhaltendem Misstrauen gegenüber anderen.

Achtsamkeit und Trauma

Achtsamkeit schult Elemente, die die Kapazität für Traumaintegration erhöhen:
- drei Komponenten der Selbstregulation: Aufmerksamkeitsregulation, Körpergewahrsein, Emotionale Regulation
- duales Gewahrsein
- Fähigkeit zur Konfrontation mit dem Unangenehmen

Menschen mit einer Traumafolgestörung haben oft eine Überbeachtung traumatischer Stimuli. Diese können Flashbacks sein oder bestimmte Körperempfindungen, die zu einer Aktivierung des Kampf-Flucht-Systems führen. »Auf der Hut sein« ist in der menschlichen Entwicklung tief verankert, es ist unmittelbar mit dem Überleben der Art gekoppelt und als Hyperarousal bei Trauma-Überlebenden aktiv.

Ein »zweischneidiges Schwert«. Im Kontext der Achtsamkeitspraxis werden die Menschen eingeladen, dem Körper und den darin stattfindenden Empfindungen freundliche, interessierte Aufmerksamkeit zu schenken – die Empfindungen können jedoch über Affektbrücken an die traumatische Erfahrung gekoppelt sein. Das genauere Erforschen kann dazu führen, dass Unangenehmes deutlicher wird (Treleaven, 2021).

Traumasensitive Achtsamkeit basiert auf fünf Prinzipien:
(1) innerhalb des Toleranzfensters bleiben
(2) Aufmerksamkeit verlagern, um Stabilität zu unterstützen
(3) den Körper im Auge behalten
(4) Sicherheit und Stabilität in Beziehungen
(5) den sozialen Kontext einbeziehen

Traumasensitive Achtsamkeit

Toleranzfenster
Das Toleranzfenster beschreibt den Bereich optimaler Erregung, in dem wir wach und ausgeglichen sind. Übererregung oder Untererregung führen zu körperlichen und emotionalen Dysregulationen. Es ist wichtig, Teilnehmende dabei zu unterstützen, im Toleranzfenster zu bleiben, insbesondere in der Wachstumszone, die die Grundlage für Achtsamkeit und Lernen bildet.

> **Merke**
> In der traumasensitiven Achtsamkeit gehört die Vermittlung des Toleranzfensters zur Ergänzung des üblichen Vorgehens im Kontext der Psychoedukation. So kann es bereits im Vorgespräch oder auch im Verlauf des Kurses benannt werden.

Stabilität unterstützen und den Körper im Auge behalten
Unser Geist hat die Angewohnheit zu wandern. Insbesondere bei Menschen mit Traumafolgestörungen sowie bei Menschen mit anderen klinischen Symptomen, die mit Grübelschleifen einhergehen, wird die Aufmerksamkeit zu den bereits bekannten Problemen hinwandern. Solange noch keine ausreichenden Fähigkeiten entwickelt wurden, diese Stimuli aus einer gewissen Distanz zu beobachten, kann die Begegnung mit traumaassoziiertem Material zu einer Verfestigung der Problematik führen – bis zur Retraumatisierung. Hierbei kann der Angst- / Immobilitätskreislauf (Levine, zitiert nach Treleaven, S. 177) aktiviert werden. So wird z. B. die Atmung bei Angst flacher, ebenso bei Immobilität, die Lungen verengen sich, die Angst verstärkt sich weiter, es entsteht ein Teufelskreis.

> **Merke**
> Die Aufgabe der Kursleitung ist es, Achtsamkeitslernende darin zu unterstützen, ihren Fokus während der Achtsamkeitsübungen von den traumatischen Stimuli wegzulenken, sollten diese zu einer Angst / Immobilitätsreaktion führen. Hier kann hilfreich sein:
> - Öffnen der Augen
> - Lenkung der Aufmerksamkeit auf das Hören
> - Wahrnehmen des Drucks der Füße auf dem Boden
> - *sense foraging* (Farb & Segal, 2024)
> - Bereiche des Körpers, die sich sicher oder geborgen anfühlen, identifizieren

Sicherheit und Stabilität in Beziehungen: fehlerhafte Neurozeption
Für Menschen, die Traumatisierungen durch andere Menschen erlitten haben, kann es aus verständlichen Gründen sehr schwer sein, sich anzuvertrauen. Einschätzungen über die eigene Sicherheit werden durch den Mechanismus der Neurozeption (Porges, nach Treleaven, S. 225) vorgenommen. Es handelt sich um neuronale Schaltkreise, die unterscheiden, ob eine Situation oder ein Mensch sicher, gefährlich oder lebensgefährlich ist. Dieser Prozess findet unterschwellig in den primitivsten Teilen unserer Gehirne statt und ist nicht sprachlich erfassbar. Wenn die Neurozeption »Sicherheit« signalisiert, ist das »Kampf-Flucht-System« gehemmt, der Zugang zum *social engagement system* ist möglich und der Verbleib im Toleranzfenster leichter. Eine mögliche Traumafolge ist jedoch die »fehlerhafte Neurozeption« (Treleaven, 2021, S. 225): Das Erkennen, dass eine Situation im Hier und Jetzt sicher(er) ist, ist

nicht möglich, und es braucht einiges mehr an Vorarbeit, um die Unterscheidung zwischen dem Hier und Jetzt und dem Dort und Damals zu unterstützen.

Herstellen eines wohlwollenden Arbeitsbündnisses

- Anerkennen, dass Vertrauen erworben werden muss
- Psychoedukation zum Thema Trauma
- Erläuterung aller Schritte des Kurses
- Aufklären über Wirkungen und Nebenwirkungen.
- Wie kann sich ein:e Teilnehmer:in unterstützt fühlen?

Einbeziehung des sozialen Kontextes

Im achtsamen psychotherapeutischen Umgang mit traumatisierten Menschen ist dieser Aspekt wichtig, er bezieht sich auf strukturelle Gewalt im Rahmen von implizitem oder explizitem Rassismus, Frauenfeindlichkeit und Homophobie. Im Kontext eines MBCT-Gruppenkurses wird dieser Aspekt nicht ausdrücklich vom Programm her adressiert. Im Einzelkontakt können solche Zusammenhänge anerkannt und als Unrecht gewürdigt werden.

Die Gegenwart ist gekennzeichnet durch große Krisen wie die Pandemie, Kriege und die Klimakrise. Menschen mit Traumafolgestörungen können sich (zusätzlich) belastet und getriggert fühlen. Durch die Praxis der Achtsamkeit, wie sie in einem MBCT-Kurs vermittelt wird, können die Zusammenhänge zwischen persönlichem Befinden und äußerer Wirklichkeit erkennbar werden (z. B. bei Climate Anxiety).

Fazit

Unter Beachtung der obigen Prinzipien ist die Teilnahme an einem MBCT-Kurs sinnvoll und möglich. »Achtsamkeit kann unsere Chance erhöhen, Trauma durch gesteigerte Selbstregulation erfolgreich zu integrieren. Als Zusatz zu anderen Trauma-Therapiemethoden kann Achtsamkeit dafür sorgen, dass wir uns einem Trauma mit größerer mentaler Stabilität zuwenden können, mit besseren Möglichkeiten der Selbstregulation und mit der Fähigkeit, angesichts von Symptomen der Dysregulation Mut und Mitgefühl zu kultivieren.« (Treleaven, 2021, S. 286)

AB 3 • R

Selbstreflexion: Traumasensitive Achtsamkeit

Welche Kenntnisse zum Thema Trauma fehlen mir noch?

....

....

Bin ich mir eigener Traumatisierungen und schwerer Belastungen bewusst?

....

....

Welchen Umgang habe ich damit gefunden?

....

....

Welche Elemente der traumasensitiven Achtsamkeit verwende ich in Therapien bereits?

....

....

Bin ich mir der Gefahr der Sekundärtraumatisierung bewusst?

....

....

Woran könnte ich diese bei mir selbst erkennen?

....

....

INFO 18 • Ⓥ

Angststörungen

Angst und die sie begleitenden körperlichen und psychischen Reaktionen machen Menschen wachsam und handlungsbereit, um akute Bedrohungs- oder Stresssituationen besser bewältigen zu können. Wenn Ängste, Sorgen oder Befürchtungen jedoch angesichts der realen Bedrohung unverhältnismäßig oder unangemessen, langandauernd und stark beeinträchtigend sind, werden sie als Angststörung beschrieben. Je nach Auslöser und Art der Angstreaktion werden unter anderem Panikstörung, Soziale Phobie und Generalisierte Angststörung unterschieden.

> **Wichtig**
>
> Angststörungen sind die häufigste Gruppe psychischer Störungen. Die Krankheitslast durch die hohe Prävalenz und das Chronifizierungsrisiko, die häufige Komorbidität (insbesondere mit Depressionen und Herz-Kreislauf-Erkrankungen) und erhöhte Sterblichkeit wird als hoch eingeschätzt.

Ein zentraler Mechanismus bei der Entstehung und vor allem Aufrechterhaltung von Angststörungen ist die Bewertung der momentan stattfindenden Erfahrung. Es wird davon ausgegangen, dass die aktuelle Erfahrung (das Herzklopfen, der Schweißausbruch o.ä.) schlimm, womöglich lebensbedrohlich, enden könnte. Diese in die Zukunft gerichtete Sorge führt zum weiteren Ausmalen von sich generalisierenden, katastrophalen Konsequenzen. Die damit einher gehende physiologische Anspannung führt zu einem weiteren Aufschaukelungsprozess. Es kommt auf der Verhaltensebene zu Vermeidung der äußeren Situation.

Auf der inneren Bühne wird durch Rumination, dem gedanklichen Durchspielen möglicher Szenarien in Form von Sorgenketten, vorab eine Lösung gesucht, die aufgrund der Generalisierung jedoch in der Regel für eine konkrete Situation wenig hilfreich ist. Der Versuch, sich aus der vermeintlichen Gefahrensituation »herauszudenken« durch Gedankenkontrolle oder Verdrängung scheitert und das Gefühl von Hilflosigkeit bleibt bestehen.

Achtsamkeitsbasierte Therapie von Angsterkrankungen

In einer Metaanalyse konnten Goldberg et al. (2018) zeigen, dass achtsamkeitsbasierte Verfahren u.a. für Angststörungen besser abschnitten als Kontrollgruppen ohne Behandlung oder mit minimalen psychologischen Interventionen, und gleichwertig abschnitten wie andere aktive Therapieoptionen, einschließlich *evidence based treatment*. Nach der Leitlinie (awmf.org, Registernummer 051-028) ist *evidence based treatment* für Angsterkrankungen die Psychotherapie und die Pharmakotherapie. Im Lichte der obigen Überlegungen und der zitierten Forschungsergebnisse ist die Indikation für die Teilnahme an einem MBCT-Kurs als sinnvoll anzusehen.

ADHS

Das Aufmerksamkeitsdefizit-Hyperaktivitätssyndrom (ADHS) ist eine anerkannte ernsthafte, zu den neurologischen Entwicklungsstörungen zählende Erkrankung, die im Kindesalter auftritt und bei ca. 60 Prozent der Betroffenen bis ins Erwachsenenalter anhält. Es wird geschätzt, dass ca. 3,4 Prozent der erwachsenen Population betroffen ist. Die Symptomatik (Unaufmerksamkeit, Impulsivität und Hyperaktivität) und die damit einhergehende Beeinträchtigung führt zu zahlreichen Einschränkungen und Belastungen des schulischen und beruflichen Erfolges und der zwischenmenschlichen Bezüge, die zu negativen psychosozialen Konsequenzen führen. Die Störung geht einher mit veränderter Aktivität in verschiedenen neuronalen Schaltkreisen. Die primäre Behandlung besteht in einer psychopharmakologischen Behandlung mit Methylphenidat, welches die Symptome lindern kann durch den Einfluss, den es auf die betroffenen Hirnkreise nimmt. Jedoch begrenzen unerwünschte Nebeneffekte bis hin zu Nebenwirkungen den möglichen Einsatz, ebenso gibt es Nonresponder, die von der Medikation nicht profitieren. Zum Behandlungsrational gehört es, den Betroffenen psychoedukative Angebote im Sinne eines multimodalen Behandlungsansatzes zu machen, die es insbesondere Erwachsenen ermöglichen, alternative Verhaltensmuster sowohl im Umgang mit sich selbst als auch mit anderen zu erproben.

Wichtig

Aufgrund der Begrenzungen der Wirkweise des pharmakologischen Ansatzes durch Nebenwirkungen und Nicht-Ansprechen besteht die Notwendigkeit der Erforschung alternativer Ansätze, die sowohl die zugrundeliegenden neurobiologischen Mechanismen als auch die psychosozialen Schwierigkeiten der Betroffenen adressieren. Ein solcher Ansatz versteht sich als »neuropsychiatrisch« (Bachmann et al., 2016) und verbindet neurobehavoriale Interventionen, die die Funktionalität der Hirnregionen verbessern sollen, die die Symptomatik verursachen, verbunden mit spezifischen kognitiv-behavorialen Interventionen.

Achtsamkeitsbasierte Therapie von ADHS

Es gibt Hinweise, dass Achtsamkeitsmeditation die Aufmerksamkeitskontrolle und die emotionale Regulation verbessern können, so dass sich die Anwendung von MBCT bei dieser Indikation anbietet. Hierbei spielt Neuroplastizität eine Rolle, die bedingt, dass die Gehirnfunktion durch intensives und regelmäßiges Üben verändert werden kann – die Basis allen Lernens. Oliva et al. (2019) kommen in ihrer Metaanalyse zu dem Schluss: Auch wenn weitere Studien mit einer besseren Methodik erforderlich sind, können wir davon ausgehen, dass die MBIs (Mindfulness Based Interventions) als Ergänzung und nicht als Ersatz anderer aktiver Interventionen nützlich sein könnten.

Poissant et al. (2019) untersuchten in ihrer Metaanalyse die Qualität einer großen Zahl von Studien, die MBIs im Kontext von ADHS bei Erwachsenen verwendeten. Sie kommen zu dem Ergebnis, dass »... Gruppentraining zur Behandlung von ADHS bei College-Studenten und erwachsenen Patienten wirksam, akzeptabel und durchführbar« (S. 14) ist und die Verhaltenssymptome von ADHS (Unaufmerksamkeit, Hyperaktivität und Impulsivität) sowie einige Aspekte der Exekutivfunktionen und Emotionsdysregulation verbessern kann.

INFO 20 • V

Zwangsstörungen

Zwangsstörungen (OCD) sind ein weit verbreitetes und schwerwiegendes psychisches Problem, etwa 2 bis 3 Prozent der Bevölkerung leiden zumindest einmal in ihrem Leben an einer Zwangsstörung. Die Erkrankung tritt bei Männern und Frauen etwa gleich häufig auf. Meist beginnt die Störung im frühen Erwachsenenalter mit Anfang 20 (bei 65 % der Patient:innen vor dem 25. Lebensjahr). Nicht selten bestehen Zwangsstörungen über einen Zeitraum von mehreren Jahren und schränken das Leben immer weiter ein, bis eine angemessene und erfolgreiche Behandlung aufgesucht wird. Menschen, die an Zwangsstörungen leiden, leiden häufig parallel an verschiedenen anderen psychischen Erkrankungen, oft sind dies begleitende depressive Erkrankungen und Angststörungen (insbesondere soziale Ängste). Die eigentliche Zwangserkrankung führt zu unerwünschten, aufdringlichen Gedanken (Obsessionen), die Angst oder Stress verursachen. Darüber hinaus neigen Menschen, die an OCD leiden, zu repetitivem und rituellem Verhalten (Zwang), um den Stress zu lindern, der durch die Obsessionen verursacht wird. Obwohl die Kognitive Verhaltenstherapie die wirksamste Behandlung ist, kommt es bei manchen Personen zu keiner ausreichenden Linderung der Symptome oder zu einem Rückfall.

Achtsamkeit bei Zwängen

Da Interventionen zur Förderung der Achtsamkeit die Einnahme einer nicht-wertenden Haltung gegenüber den eigenen Gedanken beinhaltet, erscheint es inhaltlich sinnvoll, diese Techniken auf Zwangsstörungen anzuwenden. Im deutschsprachigen Raum wurde 2013 von Külz und Rose eine Adaptation der MBCT vorgestellt. 2019 führten sie eine Vergleichsstudie durch zwischen MBCT und einer Vergleichsgruppe, die an einer spezifischen psychoedukativen Gruppe teilnahm. Dies diente in beiden Gruppen als Augmentation (d. h. Ergänzung der Therapie) der bislang nach Goldstandard durchgeführten KVT, die jedoch keine ausreichende Remission erbracht hatte. Die Symptomschwere, durch Selbstbeurteilungsinstrumente erhoben, hatte nach der Teilnahme an der MBCT nachgelassen (Külz et al., 2019). Reis et al. (2024) untersuchten in ihrer Metaanalyse genauer, welche Elemente aus Achtsamkeitsprogrammen verwendet wurden, die einen positiven Effekt auf die Symptomatik bewirkten. Das Krankheitsbild zeichnet sich durch eine Heterogenität der Symptomatik aus, die keine Behandlungsoption nach dem Prinzip *one size fits all* erlaubt. Sie schlussfolgern, dass sich daraus die Notwendigkeit der Personalisierung der Interventionen ergibt.

Merke

MBCT wird für eine vielversprechende Therapieoption gehalten, »weil es Akzeptanz und kognitive Flexibilität fördert, was besonders wirksam sein kann, um sich auf sich wiederholende negative kognitive Prozesse zu konzentrieren, die zu Zwangsgedanken führen.« (Reis et al., 2024, S. 737). Külz und Rose (2013) haben im deutschsprachigen Raum eine durch auf die Zwangssymptomatik ergänzte Adaption des Kurses vorgelegt, die sich als wirksam erwiesen hat.

INFO 21 • Ⓥ

Bipolare Störungen

Bipolare Störungen zeichnen sich durch starke Stimmungsschwankungen zwischen depressiven, (hypo-)manischen und stabilen Phasen aus. Man unterscheidet zwischen *Bipolar I* (mindestens eine manische Episode) und *Bipolar II* (hypomanische und depressive Episoden). Die Intensität und Dauer dieser Phasen variieren individuell, können aber das alltägliche Leben erheblich beeinträchtigen.

Ein zentrales therapeutisches Ziel ist die Stabilisierung der Stimmung und die Prävention von Rückfällen. Neben etablierten Methoden wie der Kognitiven Verhaltenstherapie gewinnt MBCT hier zunehmend an Bedeutung.

Die für Bipolare Störungen angepasste Variante, MBCT-Bipolar (Stange et al., 2011), reagiert auf die besonderen Herausforderungen der Erkrankung und umfasst mehrere modifizierte Interventionen:

- **Zyklische Dynamik berücksichtigen:** MBCT-Bipolar fördert das frühzeitige Erkennen von Stimmungswechseln. Psychoedukative Elemente unterstützen das Verständnis für die verschiedenen Phasen und ihre individuellen Frühwarnzeichen.
- **Manieprävention:** Anders als das klassische MBCT, das primär auf depressive Rückfälle abzielt, bezieht MBCT-Bipolar auch Strategien zur Vorbeugung manischer / hypomanischer Episoden mit ein. Dazu gehören der Umgang mit erhöhter Energie, Reizbarkeit und Impulsivität.
- **Angepasste Achtsamkeitspraxis:** Übungen werden auf wechselnde Stimmungslagen abgestimmt. Der Fokus liegt auf der achtsamen Beobachtung innerer Zustände, um emotionale Reaktionen besser zu regulieren.
- **Verlängerter Therapiezeitraum:** MBCT-Bipolar ist auf 12 Wochen angelegt (statt der klassischen 8 Wochen), um den schwankenden Verlauf und die Komplexität der Symptome adäquat zu begleiten.
- **Einbindung medikamentöser Behandlung:** Die Wirkung von Medikamenten auf Stimmung und Wahrnehmung wird in die Achtsamkeitspraxis integriert, um ein umfassendes Verständnis der eigenen Erfahrungen zu fördern.
- **Ressourcenorientierung und Alltag:** Techniken zur Stärkung von Stabilität im Alltag, sozialer Unterstützung und Selbstfürsorge sind fester Bestandteil des Programms.
- **Individuelle Begleitung:** Ergänzend zu den Gruppensitzungen finden im Zweiwochenrhythmus Einzelsitzungen statt. Sie dienen der individuellen Anpassung, Krisenintervention sowie der Vertiefung von Selbstmitgefühl und Akzeptanz. In Phasen emotionaler Überforderung ermöglichen sie gezielte Übungen und fördern eine vertrauensvolle therapeutische Beziehung.

Ziel von MBCT-Bipolar ist es, Betroffenen ein vertieftes Verständnis ihrer Erkrankung zu vermitteln, Selbstwahrnehmung und Selbstregulation zu stärken und durch achtsame Präsenz die emotionale Stabilität langfristig zu fördern. Die individualisierte Herangehensweise sowie die interdisziplinäre Zusammenarbeit mit anderen Fachkräften bilden dabei einen wichtigen Bestandteil zur Rückfallprophylaxe und zur Förderung von Lebensqualität.

INFO 22 • V

Psychosen

Psychosen sind schwerwiegende psychische Störungen, die sich durch eine veränderte Wahrnehmung der Realität manifestieren, oft begleitet von Halluzinationen, Wahnvorstellungen und gestörtem Denken. Schizophrenie ist eine der bekanntesten Formen der Psychose, obwohl auch andere Störungen wie schizoaffektive Störungen oder schwere Bipolare Störungen mit psychotischen Symptomen auftreten können.

Hauptmerkmale der Psychose

- **Halluzinationen:** Wahrnehmungen ohne äußere Reize, wie Stimmen hören oder Dinge sehen, die nicht existieren.
- **Wahnvorstellungen:** Falsche Überzeugungen, z. B. die Überzeugung, dass man verfolgt oder beobachtet wird (Paranoia).
- **Desorganisiertes Denken:** Der Gedankengang ist oft chaotisch und schwer verständlich.
- **Affektive Symptome:** Emotionale Taubheit oder extreme Schwankungen in der Stimmung.

Die Behandlung von Psychosen konzentriert sich in der Regel auf eine Kombination aus antipsychotischen Medikamenten und Psychotherapie. Während Medikamente die akuten Symptome lindern können, sind psychotherapeutische Ansätze entscheidend für die langfristige Stabilisierung und das Wohlbefinden der Patient:innen. Eine zentrale Annahme in der psychotischen Symptomatik ist, dass eine verzerrte Wahrnehmung und eine fehlende Fähigkeit zur Emotionsregulation zu einem Erleben von Bedrohung und Chaos führen können. Das Rational der MBCT bietet eine Möglichkeit, das Bewusstsein für die eigenen Wahrnehmungen und Reaktionen zu verbessern, sodass es möglich werden kann, die Symptome aus einer neutraleren Perspektive zu betrachten. Darüber hinaus kann MBCT das Erleben von Stress und Ängsten reduzieren und soziale Interaktionen verbessern.

Sabé et al. führten 2024 in ihrer Metaanalyse eine systematische Überprüfung verschiedener Achtsamkeitsprotokolle durch, die in Studien bei Patient:innen mit Psychosen angewendet wurden. In ihrer Übersicht fassen sie zusammen, welche Adaptionen angewendet wurden. Diese beziehen sich hauptsächlich auf die Länge der Sitzungen und der Übezeiten; die Konzentration auf das Hier und Jetzt sowie die Akzeptanz der Symptomatik gegenüber als Alternative zur Unterdrückung. Die Autor:innen kamen zu folgenden Schlussfolgerungen: »Achtsamkeitsbasierte Ansätze sind wirksame und sichere Interventionen für Patienten mit SSD (Schizophrenia Spectrum Disorder). Für zukünftige Arbeiten sollte ein Konsensansatz zur Entwicklung eines reproduzierbareren MBCT-ähnlichen Programms durchgeführt werden, das für Patienten mit SSD angepasst ist.« (Sabé, 2024, S. 201)

4 Wie sieht ein idealtypischer, beispielhafter Therapieverlauf aus?

MBCT wurde als Gruppenintervention entwickelt: Die Wirkung der unspezifischen Gruppenfaktoren wie geteilte Menschlichkeit, Verbundenheit und das Gefühl, nicht allein zu sein, dürfen nicht unterschätzt werden. Insbesondere weil die Wirkung von MBCT in nicht unerheblichem Maße davon abhängt, ob die Patient:innen die Achtsamkeitsübungen auch zu Hause regelmäßig praktizieren und in ihren Alltag integrieren, liegt in der gegenseitigen Unterstützung der Patient:innen ein großes Potenzial.

Neben den Vorteilen einer Gruppentherapie gibt es auch Gründe, MBCT im Einzelsetting zu vermitteln. Es kann sein, dass Patient:innen von einer intensiven Achtsamkeitsschulung profitieren, aber nicht fähig sind, dies in einer Gruppe zu erlernen – etwa weil sie emotional nicht in der Lage sind, sich auf andere Gruppenmitglieder einzulassen. Dann kann MBCT auch im Einzelkontakt durchgeführt werden. Hierzu braucht es aber auf Seiten der Therapeut:innen ausreichend Erfahrung in der Vermittlung von MBCT im Gruppensetting.

Wir möchten in diesem Kapitel zunächst den Verlauf des 8-Wochen-Kurses mit Ablauf und Inhalt der einzelnen Kurseinheiten vorstellen und auch auf die spezifischen Herausforderungen und Themen eingehen, die in jeder Kursstunde auftauchen können.

Informationsmaterial dieses Kapitels

INFO 23 Ablauf eines MBCT-Kurses im Überblick
In diesem Informationsblatt finden Sie die einzelnen Bausteine des MBCT-Kurses im Überblick, sowohl die einzelnen Sitzungen mit den Schwerpunktthemen als auch die Übungen, die in jeder Sitzung praktiziert werden. Ebenfalls stellen wir tabellarisch die kognitiven Übungen vor, so wie sie in den Kursstunden eingesetzt werden.

INFO 24 Das MBCT-Vorgespräch: Aufklärung und Orientierung
Dieses Informationsblatt gibt einen Überblick über Sinn und Zweck des Vorgesprächs. In den folgenden Informationsblättern führen wir durch die Einheiten des MBCT-Kurses, stellen den Ablauf dar und geben einen Einblick in den »Geist der Stunde«, die Ziele der Stunde sowie die Theorie, die vermittelt werden soll.

INFO 25 Sitzung 1: Achtsamkeit und Autopilot
Die erste Stunde dient dem Kennenlernen und einem ersten Verständnis davon, was Achtsamkeit ist und wie sie helfen kann, Rückfälle zu reduzieren.

INFO 26 Sitzung 2: Im Kopf leben
In der zweiten Stunde sprechen wir über die ersten Übungserfahrungen zu Hause und den Zusammenhang zwischen Gefühlen und Gedanken. Wir verdeutlichen, wie häufig wir «im Kopf leben« und welche Gefahr das für einen Rückfall mit sich bringt.

INFO 27 Sitzung 3: Den zerstreuten Geist sammeln
Um die Verankerung im Körper erfahrungsbasiert zu festigen, führen wir in dieser Kursstunde die achtsamen Dehnungsübungen aus dem MBSR-Programm ein.

INFO 28 Sitzung 4: Aversion erkennen
In dieser Stunde geht es darum, zu erkennen, wie wir angesichts von unangenehmen Erfahrungen präsent bleiben können, ohne in Vermeidung oder Grübeln abzurutschen.

INFO 29 Sitzung 5: Sein lassen / Zulassen und Akzeptanz
In dieser Stunde üben wir, uns bewusst einer unangenehmen Erfahrung (Gedanke, Gefühl oder Körperempfindung) zuzuwenden und damit zu sein, anstatt sie zu vermeiden.

INFO 30 Sitzung 6: Gedanken sind keine Tatsachen
In dieser Stunde üben wir, Gedanken als geistige Ereignisse zu erkennen und sie zu beobachten, anstatt uns mit ihnen zu identifizieren. Zusätzlich beginnen wir, individuelle Frühwarnsignale herauszuarbeiten.

INFO 31 Sitzung 7: Wie kann ich am besten für mich selbst sorgen?
In dieser Stunde geht es darum, den Abschluss des Kurses vorzubereiten und zu erarbeiten, was die Teilnehmenden im Kurs gelernt haben, um es in Zeiten von drohender schlechter Stimmung anwenden zu können.

INFO 32 Sitzung 8: Rückblick und Ausblick
In dieser Stunde beenden wir den Kurs, werten die Erfahrungen aus und unterstützen die Teilnehmenden darin, für sich zu erarbeiten, wie sie die Achtsamkeit weiter in ihrem Alltag lebendig halten wollen.

INFO 33 Die Rolle von Booster-Sessions
Auffrischungssitzungen sind optional sehr hilfreich. Dieses Informationsblatt erläutert den Sinn und Ablauf von Booster-Sessions und wie wir insgesamt die Teilnehmenden inspirieren und unterstützen können, dranzubleiben. So kann Achtsamkeit zu einem Lebensprinzip werden – und bleibt keine Technik, die nur in »schlechten Zeiten« angewendet wird.

Ablauf eines MBCT-Kurses im Überblick

Zunächst findet ein Vorgespräch mit einer Dauer von ca. 60 Minuten statt. Das Vorgespräch dient der diagnostischen Abklärung. Indikation, Teilnahmevoraussetzungen und Abbruchkriterien werden besprochen. Gemeinsam wird exploriert, ob eine Teilnahme am MBCT-Kurs zum gegenwärtigen Zeitpunkt sinnvoll und hilfreich ist. Die Patient:innen erhalten während des Kurses schriftliche Materialien und drei Audioanleitungen, mit welchen sie jede Übung praktizieren können. In den ersten Wochen wird das Üben mit den Audioanleitungen dringend empfohlen, später können die Patient:innen ohne diese üben.

Der Kurs läuft über acht Wochen und dauert zwischen 2 ½ bis 3 Stunden pro Kursabend. Es gibt ein klares Curriculum, in dem die einzelnen Übungen und Themen für jede Woche beschrieben sind. Nach dem sechsten Treffen findet ein Vertiefungstag, der sogenannte Tag der Achtsamkeit, statt (mit einer Dauer von ca. 6 Stunden). Es werden die Hauptübungen (Body Scan, achtsame Körperarbeit und Sitzmeditation) sowie ergänzende Übungen gemeinsam praktiziert. Der Übungstag findet überwiegend im Schweigen statt, ausgenommen sind die Auswertung und das Gespräch am Ende des gemeinsamen Tages.

Nach Ende des Kurses findet ggf. ein Nachgespräch statt. Der Schwerpunkt des gemeinsamen Gesprächs liegt auf der Frage, wie die Praxis nach dem Kurs aussehen kann. Das Nachgespräch gibt auch Raum für Rückmeldungen und Nachfragen seitens der Patient:innen.

Es wird dringend empfohlen, ein bis zwei Nachtreffen mit der gesamten Gruppe, auch Booster-Sessions genannt, im Abstand von jeweils ca. 8 bis 10 Wochen anzubieten. Diese Nachtreffen dienen der Auffrischung und Festigung der Übungspraxis sowie dem Austausch und der Klärung von Fragen oder Schwierigkeiten, die zwischenzeitlich aufgetaucht sind. Auch gibt es in diesen Booster-Sessions eine neue Motivation, im Alltag weiter zu üben und Achtsamkeit als Teil des Lebens zu integrieren.

Übersicht

Die Basis jeder Sitzung eines MBCT-Kurses ist die Schulung der Achtsamkeit und das Vertiefen der Erfahrung. So beginnt auch jede Kurseinheit mit einer Achtsamkeitsübung von mindestens 30 Minuten.

- **In der ersten Hälfte des Programms (Kurseinheit 1 bis 4)** steht das Erlernen der Achtsamkeitspraxis in den Sitzungen und im Alltag im Vordergrund. Es geht dabei um den Aufbau der Konzentrationsfähigkeit und die immer wieder erneut nötige Ausrichtung der Aufmerksamkeit in der Gegenwart – im Hier und Jetzt.
- **In der zweiten Hälfte des Programms (Kurseinheit 5 bis 8)** stehen der achtsame, bewusste Umgang mit derzeitigen und zukünftigen Stimmungsschwankungen sowie das Erkennen von Frühwarnsignalen auf der Basis der Achtsamkeitspraxis im Vordergrund.

Ablauf eines MBCT-Kurses im Überblick

Kurseinheit	Bezeichnung der Einheit	Schwerpunktthemen
Sitzung 1	Achtsamkeit und Autopilot	▶ Kennenlernen: erste Erfahrungen mit der Haltung von Achtsamkeit sowie das Erkennen des Autopiloten
Sitzung 2	Im Kopf leben	▶ Hindernisse und Barrieren beim Üben überwinden ▶ Achtsamkeitspraxis in den Alltag bringen ▶ Zusammenhang zwischen Gedanken und Gefühlen erforschen
Sitzung 3	Den zerstreuten Geist sammeln	▶ Fähigkeit, gegenwärtig zu bleiben, entwickelt sich ▶ angenehme Erfahrungen wahrnehmen und Reaktivität erforschen
Sitzung 4	Aversion erkennen	▶ unangenehme Erfahrung bewusst wahrnehmen und erforschen ▶ verstehen, wie Reaktivität entsteht ▶ üben, gegenwärtig zu bleiben, auch wenn es unangenehm wird ▶ Vermeidungstendenzen erkennen ▶ das Feld der Depression erforschen
Sitzung 5	Seinlassen / Zulassen & Akzeptanz	▶ akzeptierende Haltung gegenüber unangenehmen Erfahrungen entwickeln ▶ sich bewusst einer unangenehmen Erfahrung zuwenden ▶ Reaktivität wie Vermeidung oder Grübeln erkennen und akzeptieren, ohne zu verändern
Sitzung 6	Gedanken sind keine Fakten	▶ eine alternative Beziehung zu den Gedanken entwickeln ▶ Schlussfolgerungen erkennen
	Tag der Achtsamkeit	▶ Übungs- und Vertiefungstag im Schweigen
Sitzung 7	Wie kann ich am besten für mich sorgen	▶ Verhaltensänderung: Wie kann ich gut für mich sorgen? ▶ Aktivitätsaufbau: Mastery und Pleasure ▶ Selbstfürsorge
Sitzung 8	Zukünftiger Umgang mit negativen Stimmungen	▶ Reflexion, Rückblick und Ausblick ▶ Wie kann ich das Erlernte in meinem Alltag aufrechterhalten?

Ablauf eines MBCT-Kurses im Überblick

Übersicht über die kognitiven Übungen und Elemente in der MBCT

Kurseinheit	Kognitive Übungen und Elemente
Sitzung 2	▶ Übung zu Gedanken und Gefühlen: »Die Straße hinunter gehen« ▶ A-B-C-Modell emotionaler Probleme
Sitzung 4	▶ Psychoedukation zur Depression: »Das Feld der Depression erforschen« – Fragebogen zu automatischen Gedanken – Diagnostische Kriterien einer Major Depression
Sitzung 6	▶ Zusammenhang zwischen Aktivität und Stimmung: »Im Büro«
Sitzung 7	▶ Aktivitätsaufbau – Mastery und Pleasure ▶ Warnsignale für einen drohenden Rückfall erkennen
Sitzung 8	▶ Notfallkoffer mit Handlungsplan zur Rückfallprävention
Ab Sitzung 3	▶ 3-Schritte-Atemraum (»Breathing Space«)
Ab Sitzung 4	▶ 3-Schritte-Atemraum als bewusste Antwort auf eine schwierige Situation / schlechte Stimmung (»Breathing-Space responsive«)

INFO 24 • E

Das MBCT-Vorgespräch: Aufklärung und Orientierung

- Persönliches Kennenlernen und Klärung wichtiger Fragen
- Struktur und Ablauf des Kurses werden besprochen
- Motivation für die Teilnahme sowie Explorieren des persönlichen und biografischen Hintergrundes
- Informationen über Auslöser und aufrechterhaltende Faktoren der bisherigen Depressionserfahrung erfragen
- Abfrage von Suizidalität bzw. Vorhandensein von Suizidgedanken
- Besprechen, dass es während des Kurses evtl. zu einer zeitweiligen Stimmungsverschlechterung kommen kann
- Aufklärung der Patient:innen darüber, dass MBCT nur wirkt, wenn sie aktiv mitarbeiten und die Übungen auch zu Hause praktizieren
- Klären, wie die Übungen in den Alltag integriert werden können. Diese nehmen täglich 30–45 Minuten an 6 Tagen die Woche in Anspruch.
- Abklären, ob die Teilnahme an einem MBCT-Kurs zum jetzigen Zeitpunkt sinnvoll und hilfreich ist

Wichtig

Das Vorgespräch dauert in der Regel ca. 50 bis 60 Minuten und ist das einzige regulär vorgesehene Einzelgespräch im MBCT-Kurs. Es gibt die Möglichkeit, in einem vertraulichen Rahmen über Verlauf und Hintergründe der bisherigen depressiven Episoden zu sprechen. Diese Gelegenheit wird es im Kurs später normalerweise nicht mehr geben, es sei denn, jemand bittet ausdrücklich darum oder kommt in eine Krise.

Therapeut:innen erhalten im Vorgespräch tiefergehende Informationen darüber, welche Erfahrung die Depression ausgelöst hat und welche Faktoren sie aufrechterhalten. Auch fragen sie danach, für wie rückfallgefährdet die Patient:innen sich selbst halten und aus welchem Grund. Ein offenes Gespräch über Suizidgedanken oder -tendenzen ist wichtig und eine akute Suizidalität sollte ausgeschlossen werden. Auch ist es wichtig, die Patient:innen darüber aufzuklären, wie genau der Kurs abläuft und was Achtsamkeit bewirken kann, da die Einheiten selbst sehr erfahrungsorientiert sind und nicht über die Geschichten der einzelnen Teilnehmenden gesprochen wird. Inhalt des Austausches ist eher das, was uns alle verbindet – die spezifische Vulnerabilität – also den rückfallgefährdenden Umgang mit unseren unangenehmen oder ungewollten Gedanken, Gefühlen und Körperempfindungen. Im Vorgespräch haben die Patient:innen die Gelegenheit, über Dinge zu sprechen, die sie in der Gruppe vielleicht nicht teilen möchten und Sorgen oder Ängste bezüglich ihrer Kursteilnahme anzusprechen, die sie bewegen.

INFO 25 • E

Sitzung 1: Achtsamkeit und Autopilot

- Begrüßung und Einführung: Organisatorisches
- Überblick über das Programm, Grundregeln bezüglich Vertraulichkeit, Gesprächsregeln etc.
- Vorstellungsrunde: z. B. erst paarweise, dann in der ganzen Gruppe
- Rosinen-Übung
- Erfahrungsaustausch und dabei Einführung in die grundlegenden Aspekte von Achtsamkeit und erster Bezug zum Thema Depression
- Body Scan und Austausch über die Erfahrung
- Unterrichtsmaterial verteilen und erläutern: Arbeitsbuch, CDs etc.
- Hausaufgaben

Geist der Stunde 1

Es geht in dieser Sitzung um das Schaffen eines vertrauensvollen Raumes für das Arbeiten in der Gruppe, den Austausch zu den Zielen und das Ermöglichen einer ersten Erfahrung von Achtsamkeit. Gleichzeitig lernen die Teilnehmenden die Idee des »Autopiloten« kennen und dass es eine Alternative zu dieser unbewussten, automatischen Tendenz gibt, mit Dingen umzugehen und welche Qualität diese Alternative – die Achtsamkeit – hat.

Ziele der Stunde 1

- gegenseitiges Kennenlernen und Ankommen in der Gruppe
- Schaffen eines angenehmen Klimas von Wertschätzung und Offenheit
- erste Erfahrung von Achtsamkeit ermöglichen, den gegenwärtigen Moment erfahren
- sensibler werden für die Körperempfindungen, sensibler werden für die Automatismen
- sich lösen von eigenen Erwartungen / Zielen, sich lösen von dem Bedürfnis nach Resultaten

Theorie der Stunde 1

In dieser Stunde ist der erste Schritt, einen vertrauensvollen Raum zu schaffen, indem sich die Teilnehmenden sicher fühlen können. Dafür nehmen wir uns zu Beginn genug Zeit. Ansonsten geht es in Einheit 1 darum, den Autopiloten zu entdecken und zu erkennen, wie häufig wir im Autopiloten leben, anstatt bewusst und wach am Leben teilzunehmen. Eine erste Erkenntnis, warum dies für die Rückfallprophylaxe bei Depressionen oder Angststörungen so hilfreich ist, kann entstehen. Wenn wir in der Vergangenheit schon einmal unter einer Depression gelitten haben, sind diese Geisteszustände der Unbewusstheit besonders »gefährlich«. Bruchstücke negativen Denkens werden im Autopiloten kaum wahrgenommen und können sich, wenn sie unbemerkt bleiben, zu Mustern verfestigen, die dann eine niedergedrückte Stimmung oder negative Gefühle zur Folge haben können. In der ersten Kurseinheit lernen wir, dass es möglich ist, die Aufmerksamkeit willentlich in einer bestimmten Art und Weise auszurichten – auf den gegenwärtigen Moment und die Sinneswahrnehmung – z. B. beim Essen einer Rosine. Beim Body Scan, der die Hauptübung der ersten Stunde des MBCT-Kurses ist, liegt der Aufmerksamkeitsfokus auf den Körperempfindungen. Dorthin kehren wir geduldig immer wieder zurück. Im Ganzen geht es in dieser Stunde darum, ein erstes Verständnis dafür zu bekommen, dass der Autopilot in bestimmten Momenten gefährlich sein kann und dass es möglich ist, aus dem Autopiloten auszusteigen. Wichtig ist, dies auf eine Weise zu vermitteln, die den Patient:innen nicht das Gefühl gibt, dass sie etwas falsch machen, wenn sie abschweifen, sondern dass dies ganz natürlich ist.

Sitzung 2: Im Kopf leben

- Begrüßung und eventuell kurze Blitzlichtrunde
- Body Scan und Austausch über die Erfahrungen
- Austausch über die Hausaufgaben inklusive auftretender Schwierigkeiten
- Gespräch über das Thema: »Wie sich aus einer negativen Stimmung ein depressiver Rückfall entwickeln kann.«
- Übung zu Gedanken und Gefühlen: »Die Straße hinunter gehen«, mit Bezug zum ABC-Modell emotionaler Probleme aus der KVT
- Sitzmeditation mit Achtsamkeit auf den Atem (ca. 10–15 Min.)
- Hausaufgaben (Body Scan, Kalender der angenehmen Erfahrungen)
- Blitzlichtrunde zum Abschluss
- Minute der Stille

Geist der Stunde 2

In dieser Stunde kommen die Patient:innen nach einer Woche des Übens zu Hause wieder zusammen und berichten über ihre Erfahrungen. Allerdings erst, nachdem wir zusammen den Body Scan geübt haben. Der Übungspraxis wird immer erste Priorität eingeräumt. Wichtig ist dann auch das Besprechen der Erfahrungen, die sie mit dem Üben zu Hause gemacht haben – einschließlich der Hindernisse, die sie evtl. davon abgehalten haben, zu Hause zu üben. Es sind immer einige Teilnehmende dabei, denen das strukturierte Üben entgegenkommt und leichtfällt, und andere, die große Mühe haben, die Übungen regelmäßig zu praktizieren. Wir schauen gemeinsam, wie wir damit umgehen, in jedem Fall aber mit einer Haltung von Freundlichkeit und Verständnis und nicht mit Vorwürfen oder Abwertung.

Ziele der Stunde 2

- Schwierigkeiten beim Üben normalisieren
- Zusammenhang von Gedanken und Stimmungen erkennen
- Beginn eines depressiven Aufschaukelungsprozesses wahrnehmen
- dafür sensibilisieren, wie oft wir »im Kopf leben«, also die Welt nur konzeptuell wahrnehmen
- Zusammenhang zur spezifischen Vulnerabilität für Menschen mit Depressionen verdeutlichen
- Körper- und Sinneswahrnehmung als Alternative zur konzeptuellen Ebene der Wahrnehmung anbieten

Beispiel • Typische Hindernisse

- »Ich hatte einfach keine Zeit, die Hausaufgaben zu machen.«
- »Mir war so langweilig.«
- »Ich habe mich so über die CD geärgert.«
- »Ich schlafe immer ein beim Body Scan.«

Das Normalisieren der Hindernisse und die Stärkung der Motivation, in der nächsten Woche weiter »dranzubleiben«, sind wichtige Unterstützungen seitens der Therapeut:innen in dieser Stunde. Wir bemühen uns, die Eigenmotivation zu stärken, aber kein »schlechtes Gewissen« zu fördern. Selbstabwertungen, weil das Üben nicht so gelungen ist, wie sie es sich vorgenommen haben, sind für viele Patient:innen Thema. Wir gehen mitfühlend und freundlich darauf ein und vermitteln, inwiefern eine

Sitzung 2: Im Kopf leben

Depression oder ein depressiver Rückfall entstehen können, indem sich leicht depressive Gedanken und Gefühle, in diesem Fall Selbstabwertung, gegenseitig beeinflussen und spiralförmige Teufelskreise bilden, die dann nur noch schwer zu unterbrechen sind.

Theorie der Stunde 2

In dieser Stunde geht es um die Unterscheidung zwischen dem Tun-Modus und dem Sein-Modus. Im Tun-Modus haben wir ein indirektes »Wissen« um unsere Erfahrungen, lediglich mittels unserer Konzepte und Gedanken. Das führt dazu, dass wir uns leicht in Sorgen und Grübeleien verlieren.

Im Sein-Modus haben wir über den Köper Zugang zu einer Art des direkten Wissens – intuitiv und erfahrungsbasiert. Erfahrungsbasiertes Wissen bedeutet, sich unangenehmer Gefühle bewusst zu sein, ohne sich in grüblerischen Gedanken zu verlieren. Es gibt eine Alternative zum Denken und das ist die achtsame Sinneserfahrung sowie die Verankerung im Körper und beim Atem. Das üben wir immer und immer wieder in den Kurseinheiten und durch die Achtsamkeitspraxis. So vertiefen wir die Körperwahrnehmung durch das erneute gemeinsame Üben des Body Scans in dieser Stunde. Gleichzeitig werden sich die Teilnehmenden mehr und mehr bewusst, wie schnell sie in Gedanken abschweifen und der / die Therapeut:in lässt diese Erkenntnis in Stunde 2 erst einmal so stehen, ohne sie zu bewerten oder verändern zu wollen.

Wichtig • Das geistige Abschweifen und wiederkehrende geistige Gewohnheiten

Das geistige Abschweifen wird häufig als »Fehler« angesehen, welcher der Korrektur bedarf. Aber unser Verstand schweift nun einmal gerne ab. Das ganze Wesen des Verstandes besteht darin, dass er umherschweift, und wir können ihn davon auch nicht abhalten. Die Frage lautet also eher, wie wir uns auf dieses Abschweifen beziehen. Wenn wir es als Ziel ansehen, eine Art »geistige Leere« zu erreichen oder unsere Gedanken aufzuhalten, neigen wir logischerweise beim Auftauchen eines Gedankens dazu, diesen als korrekturbedürftigen Fehler zu betrachten. Selbst ausgebildeten Meditationslehrern, die schon seit Jahren üben, gehen einen Großteil der Zeit Gedanken durch den Kopf. Aber sie beschreiben diese Vorgänge so, als ob im Hintergrund ein Radio laufen würde. Sie wissen, dass es vorhanden ist, und sie wissen, welches Programm läuft, aber sie sind deshalb trotzdem in der Lage, mit der Meditation fortzufahren.

Es geht also nicht darum, zu lernen, wie man seine Gedanken abschalten kann, sondern um einen Weg, wie man einen konstruktiven Umgang mit ihnen erlernen kann, indem man sie als das betrachtet, was sie sind – Gedankenströme, geistige Ereignisse –, anstatt sich in ihnen zu verlieren. Dabei ist es egal, welchen Inhalt die Gedanken haben.

Übungsteil

Im nächsten Schritt erarbeiten wir interaktiv mit der Gruppe, warum es so wichtig ist, zu lernen, mit den abschweifenden Gedanken zu arbeiten und die Macht näher zu erforschen, die ihre Gedanken über ihre Gefühle und Verhaltensweisen ausüben. Dazu nutzen wir eine Imaginationsübung aus der Kognitiven Verhaltenstherapie, die den Zusammenhang von Gefühlen und Gedanken verdeutlichen soll.

Übung • Gedanken und Gefühle

Die Patient:innen sitzen in einer angenehmen, aufrechten Körperhaltung und werden eingeladen, sich das folgende Szenario vorzustellen: »Sie gehen eine Straße hinunter und sehen auf der anderen Straßenseite jemanden, den Sie kennen. Sie lächeln und winken ihm / ihr zu. Der / Die andere scheint Sie jedoch einfach nicht wahrzunehmen und geht weiter.«

Die Patient:innen haben dann einen Moment Zeit, sich ins Bewusstsein zu rufen, was ihnen gerade durch den Kopf geht, einschließlich sämtlicher Gedanken, Gefühle und körperlicher Empfindungen, die auftauchen.

Nach einigen Momenten beenden wir die Übung und sammeln alle Gefühle oder körperlichen Empfindungen, die die Teilnehmer:innen verspürt haben, ebenso die Gedanken oder Bilder, die ihnen dabei durch den Kopf gingen. Im Sammeln unterscheiden wir – z. B. am Flipchart – zwischen Gedanken, Gefühlen, Körperempfindungen sowie Handlungsimpulsen.

Dann werten wir aus, was die Übung für den Alltag bedeuten könnte.

Die zentrale Botschaft der Übung: Unsere Emotionen sind die Konsequenzen aus einer Situation und der dazugehörigen Interpretation. Dies entspricht dem ABC-Modell emotionaler Störungen. Wenn wir an einer Depression leiden und nicht bewusst wahrnehmen, wie wir eine Situation bewerten und wie diese Bewertung dann wiederum unsere Stimmung beeinflusst, kann das nach und nach in den depressiven Aufschaukelungsprozesses führen. Deshalb versuchen wir im MBCT-Kurs möglichst früh zu verdeutlichen, wie wichtig das Beobachten und Erkennen dieses Aufschaukelungsprozesses ist – teilweise, weil das für die Prävention von Rückfällen ein solch zentraler Punkt ist, und teilweise, weil dadurch das Motivationsniveau der Patient:innen hinsichtlich ihrer Beharrlichkeit beim Üben erhöht werden kann. Beim Üben wird die alte und höchst vertraute mentale Gewohnheit des Grübelns sehr häufig auftreten, die wiederum ein Teil der spezifischen depressiven Vulnerabilität ist.

Zusammenfassung der Übung

- Unsere Reaktionen werden durch unsere Bewertungen und Interpretationen bestimmt.
- Dies beeinflusst auch die Systeme der Körperwahrnehmungen sowie des Verhaltens.
- In unseren Reaktionen können sich alte, bekannte Muster zeigen.
- Es gibt keine richtigen oder falschen Interpretationen. Jeder Mensch hat eine andere Perspektive. Interpretationen werden zusätzlich bestimmt durch die Stimmung, mit der man einer gegebenen Situation begegnet.
- Wir können zu unterschiedlichen Zeiten unterschiedliche Reaktionen auf ein und dieselbe Situation haben.
- Unsere Interpretationen von Ereignissen und unsere Reaktionen darauf sind bedeutsam für die Entstehung und / oder Aufrechterhalten der Depression.

Am Ende der Stunde bekommen die Patient:innen eine zusätzliche Hausaufgabe, die unterschiedliche Reaktionen hervorruft: Sie sollen in der nächsten Woche täglich beobachten, wann sie eine angenehme Erfahrung machen und wie es dazu kommt, dass sie diese Erfahrung als angenehm empfinden (»Kalender der angenehmen Erfahrungen«).

Sitzung 3: Den zerstreuten Geist sammeln

- Begrüßung und eventuell kurze Blitzlichtrunde
- Sitzmeditation (10–15 Min.) mit Achtsamkeit auf den Atem, auf Körper und Körperempfindungen
- Austausch über die Übung
- Übungsreihe »Achtsame Körper- und Dehnungsübungen« vermitteln mit Austausch
- Austausch / Inquiry über die Hausaufgaben (einschließlich Body Scan und Kalender der angenehmen Erfahrungen)
- Thema: Ebenen der Erfahrung: Körper, Gedanken, Gefühle, Körperempfindungen. Leicht negative Stimmung kann, wenn sie unbemerkt bleibt, durch Grübelprozesse zur Depression führen.
- Einführung der Übung: 3-Schritte-Atemraum (Breathing Space)
- Hausaufgaben
- Blitzlichtrunde zum Abschluss (optional)
- Minute der Stille

Geist der Stunde 3

In Sitzung 3 wird den Teilnehmer:innen immer klarer, dass das Üben und Praktizieren von Achtsamkeit keine »maßgeschneiderte Lösung« für ihre Probleme ist und dass sie im MBCT-Kurs keine neue Problemlösestrategie für ihre depressiven Stimmungen lernen, sondern dass es um eine andere Haltung zur Depression und einen freundlichen, zugewandten Umgang mit unerwünschten Erfahrungen geht. Vom »Tun-Modus« zum »Sein-Modus«, wie es Teasdale et al. (2002) nennen.

Gleichzeitig gibt es aber schon in Stunde 3 immer wieder Patient:innen, die davon berichten, wie ihnen die Achtsamkeitsübungen im Alltag helfen, ruhiger zu werden und mehr bei sich zu bleiben.

Ziele der Stunde 3

- Erkennen, wie oft der Geist zerstreut und in Gedanken verloren ist, weil er im Hintergrund darauf hinarbeitet, bisher unabgeschlossene Tätigkeiten zu vollenden und zukünftige Ziele anzustreben.
- Diese Tendenz des Geistes normalisieren und gleichzeitig vermitteln, dass ein zerstreuter Geist in der Gefahr ist, in depressives Denken abzudriften, wenn er nicht geschult wird.
- Dafür sensibilisieren, wie sich aus einer leicht negativen Stimmung durch Grübeln eine Depression entwickeln kann. Verstehen, dass wir auf intellektueller Ebene, also durch Grübeln, keine emotionalen Probleme lösen können.
- Erkennen, dass es eine Alternative zum Grübeln gibt und wir durch Achtsamkeit, bewusst und willentlich, immer und immer wieder zurück kommen können ins Hier und Jetzt.
- Sich klar machen, dass der Atem und der Körper den Anker darstellen, um den Geist zu sammeln und uns aus dem Tun in das Sein zu entspannen.

Theorie der Stunde 3

Ein wichtiges Thema in Stunde 3 ist das Verständnis, dass es in der Achtsamkeit darum geht, den umherschweifenden Geist und die damit verbundenen Gedanken als etwas ganz Natürliches zu verstehen. Die Fähigkeit, immer und immer wieder zurückzukommen in die Gegenwart, stabilisiert sich langsam.

Sitzung 3: Den zerstreuten Geist sammeln

Die Erfahrungen, die wir in dieser Gegenwart machen, haben eine ganz bestimmte grundlegende Natur, sie können entweder als angenehm oder als unangenehm erlebt werden. Auf diese erste, sehr rudimentäre Bewertung – oder, wie es in der Buddhistischen Psychologie heißt, den Gefühlstonus der Erfahrung (Sanskrit: Vedana) – folgt dann eine automatische Reaktion. Nach dem Angenehmen wollen wir greifen und es festhalten, Unangenehmes wollen wir vermeiden oder weghaben. In Stunde 3 beginnen wir damit, die Aufmerksamkeit auf den Gefühlston von Erfahrungen zu lenken, weil die daraufhin entstehende Reaktivität bestimmt, wie die Erfahrung weiterverarbeitet wird und was sie mit uns macht.

Übungsteil

Reflexion der Hausaufgabe: Ausfüllen des sogenannten *»Kalenders der angenehmen Erfahrungen«*. Die Aufgabe besteht darin, angenehme Erfahrungen im Alltag wahrzunehmen und zu beobachten, wie sie sich auf den verschiedenen Ebenen anfühlen – Körper, Gedanken und Gefühle. In Sitzung 3 gibt es dazu dann einen intensiven Austausch. Manche Patient:innen berichten, dass dies eine sehr erhellende Aufgabe gewesen sei, weil sie gemerkt haben, wie viele schöne Dinge in ihrem Alltag passieren. Andere wiederum sind frustriert und teilen mit, dass sie gar keine schönen Dinge im Alltag gefunden haben. Vielen wird deutlich, dass es die kleinen, oft unbemerkten Dinge oder Erfahrungen im Alltag sind, die angenehme Erfahrungen ermöglichen und nicht »große und bedeutsame Ereignisse«. Aber es wird auch thematisiert, dass wir Angenehmes im Körper oft gar nicht oder nur sehr subtil wahrnehmen, während unangenehme Erfahrungen sehr schnell auch körperliche Auswirkungen haben, z. B. Unruhe, Aufgeregtheit, Herzrasen, Kribbeln in der Magengegend.

Wie kann die Kalender-Übung im Kontext von MBCT helfen?

(1) Wir bringen einem entscheidenden Punkt bei der Auslösung von Grübeln unsere bewusste Aufmerksamkeit entgegen – nämlich dem frühzeitigen und häufig nicht wahrgenommenen *Urteil*, ob eine Erfahrung als angenehm oder unangenehm angesehen wird.
(2) Wenn wir solchen Augenblicken unsere bewusste Aufmerksamkeit entgegenbringen, können wir ihn so erfahren wie er ist, ohne ihm weitere Gedanken hinzuzufügen, z. B., dass der Augenblick länger anhalten möge oder die Frage, warum so etwas nicht häufiger geschieht bzw. warum mir so etwas immer passiert.
(3) Die Übung kann es den Patient:innen ermöglichen, sich der Gedanken, Gefühle und körperlichen Empfindungen stärker bewusst zu werden, die angenehme Erfahrungen begleiten.
(4) Die Übung kann dabei helfen, zu erkennen welche (vielleicht nur leicht) positiven Dinge in unserem Alltagsleben vorhanden sind. Hier besteht das Ziel darin, sich der bereits vorhandenen angenehmen Erfahrungen stärker bewusst zu werden. Die Übung hat nichts zu tun mit Genusstraining oder damit, möglichst viele angenehme Erfahrungen zu haben oder gar unsere Erfahrungen in diese Richtung zu manipulieren.

Fazit

Wir müssen nichts tun, um angenehme Erfahrungen zu haben, es geht im Achtsamkeitstraining vielmehr darum, das Angenehme, was in den einzelnen Augenblicken schon da ist, bewusst zu erleben.

Sitzung 3: Den zerstreuten Geist sammeln

Wichtig

In der klassischen Kognitiven Therapie wird die Aufmerksamkeit gegenüber körperlichen Empfindungen nicht besonders betont. In der MBCT ist dies wichtig, weil die körperlichen Empfindungen, von denen angenehme und unangenehme Erfahrungen begleitet werden, ein gutes Barometer für den affektiven Zustand eines Menschen darstellen können. Demnach können solche Empfindungen eine Art körperliches Warnsignal oder ein Hinweis dafür sein, wie sich jemand im gegenwärtigen Augenblick fühlt.

Einführung der Übung: Breathing Space / 3-Schritte-Atemraum

Um eine Brücke zu schlagen zwischen den Kursinhalten und der Übertragung in den Alltag, führen wir in dieser Kursstunde die Übung »Breathing Space« oder übersetzt »Atemraum« ein. Dies ist eine sehr gut strukturierte, dreischrittige Achtsamkeitsübung, die dazu dient, aus dem Autopiloten auszusteigen und die Aufmerksamkeit auf die Gegenwart auszurichten.

Übung • 3-Schritte-Atemraum – Breathing Space

- Gegenwärtigkeit: die Aufmerksamkeit auf die Gegenwart lenken, wahrnehmen was da ist
- Sammeln: Atem als Anker, die Aufmerksamkeit zum Atem bringen und dort verweilen
- Weitung, Ausdehnung: den Körper als Ganzes spüren, sich erden, zu sich kommen

Das Ziel des Atemraums ist nicht, dass sich sofort etwas im eigenen Empfinden ändert, sondern dass die Patient:innen lernen, bei sich selbst zu bleiben, auch wenn sie schwierige oder unangenehme Erfahrungen machen. Für die nächste Woche sind die Teilnehmenden eingeladen, mind. zwei- bis dreimal täglich zu festgelegten Zeiten den Atemraum zu üben, um sich mit der Übung vertraut zu machen. Der 3-Schritte-Atemraum zieht sich von nun an wie ein roter Faden durch den Kurs.

Sitzung 4: Aversion erkennen

- Begrüßung und eventuell kurze Blitzlichtrunde
- Sitzmeditation mit Achtsamkeit auf Atem, Körper, Geräusche, Gedanken, Gefühle, offenes Gewahrsein, Atem (30–40 Min.)
- Austausch / Inquiry über die Erfahrung in der Übung
- Austausch über die Hausaufgaben (einschließlich Body Scan und Körperübungen, Kalender unangenehmer Erfahrungen, 3-Schritte-Atemraum)
- Feld der Depression kennenlernen / Psychoedukation: Fragebogen zu automatischen Gedanken/ Diagnostische Kriterien einer Depression
- 3-Schritte-Atemraum als Antwort auf eine unangenehme / schwierige Erfahrung oder schlechte Stimmung (»Breathing space responsive«; immer der erste Schritt)
- Übungen für zu Hause besprechen
- Blitzlichtrunde zum Abschluss (optional)
- Minute der Stille

Geist der Stunde 4

In Stunde 4 des MBCT-Kurses geht es darum, das Feld der Depression zu erkunden und das Bewusstsein dafür zu stärken, dass es wichtig ist, unangenehme / aversive Erfahrungen als solche wahrzunehmen. Der zweite Schritt ist dann, die Vermeidungs- und Abwehrreaktion, die darauf automatisch folgt, zu stoppen bzw. bewusst zu beeinflussen. Dieser Schritt ist entscheidend, um die Bedeutung dieser Gedanken zu relativieren und deren Macht über die eigenen emotionalen Reaktionen zu verringern. Das Erkennen der Aversion und das Erlernen geschickter Reaktionen darauf sind Kernaspekte der MBCT.

Ziele der Stunde 4

- Entwicklung eines klareren Verständnisses dessen, was uns wegträgt ins Grübeln, Gedankenwandern und Sich-Sorgen-Machen
- Erkennen von automatischen Gedanken, die häufig unbewusst und schnell als Reaktion auf Stress oder schwierige Gefühle entstehen
- Sich bewusst machen, dass es sich hierbei um vorübergehende mentale Ereignisse handelt, die nicht notwendigerweise die Realität widerspiegeln
- Üben einer erfahrungsbasierten Erkundung der »Aversion«
- Negative Gedanken als Frühwarnsignale für eine drohende schlechte Stimmung erkennen. Sie als Symptom einer Depression und nicht als Abbild der Wirklichkeit identifizieren
- Lernen, sich selbst gegenüber mit mehr Freundlichkeit und Akzeptanz zu begegnen, besonders in Momenten, in denen unangenehme Gedanken und Gefühle auftreten

Theorie der Stunde 4

Achtsamkeit bietet die Möglichkeit, in der Gegenwart zu bleiben, indem eine andere Perspektive eingenommen wird: Diese hilft uns, eine erweiterte Sichtweise zu entwickeln und eine andere Beziehung zu unseren Erfahrungen aufzubauen.

In dieser Stunde geht es darum, ein Verständnis dafür zu entwickeln, dass auch *negative Gedanken Symptome einer Depression* sind und kein persönliches Versagen oder ein Fehler: »Wenn ich doch nur positiver denken könnte, dann wäre alles besser.« Wir erkunden gemeinsam das Feld der Depression anhand der diagnostischen Kriterien der Depression als psychoedukatives Element aus der Kognitiven

Verhaltenstherapie. Anhand des *Automatic Thoughts Questionnaire (ATQ)* von Holon und Kendall (1979, in der deutschen Übersetzung als Fragebogen zu automatischen Gedanken bekannt: ATQ, Ehlers & Franke, 1997) identifizieren wir die wiederkehrenden, automatischen Gedanken, die emotional belastend oder dysfunktional sein können.

Wichtig

Der *Automatic Thoughts Questionnaire (ATQ)* wird in der MBCT nicht primär dazu verwendet, die Gedanken direkt zu hinterfragen oder umzustrukturieren, wie dies in der traditionellen Kognitiven Verhaltenstherapie der Fall ist. Vielmehr dient der ATQ als Werkzeug, um den Teilnehmenden zu helfen, ihre automatischen Gedanken zu erkennen und zu beobachten, ohne sich mit ihnen zu identifizieren. Dies unterstützt das übergeordnete Ziel der MBCT, den Teilnehmenden zu ermöglichen, mit ihren Gedanken auf eine achtsame, distanzierte Weise umzugehen und so ihre emotionale Reaktivität zu regulieren.

Wenn wir es für die Gruppe sinnvoll finden, sprechen wir auch noch über die anderen Symptome einer Depression, indem wir die diagnostischen Kriterien aus der ICD-10/ICD-11 oder dem DSM-5 vorlesen und die Patient:innen fragen, welche Symptome sie davon kennen und was sie erleben, wenn sie diese Kriterien vorgestellt bekommen. Nicht selten entstehen hier Trauer oder auch Wut, weil deutlich wird, wie sehr sie sich mit den Symptomen identifiziert und sich dafür verurteilt haben, ohne sich klarzumachen, dass es sich hier um Symptome einer Erkrankung handelt. Wie bei einer Grippe, deren Symptome uns aufrufen, etwas für uns zu tun, uns ins Bett zu legen, für uns zu sorgen und uns ggf. Hilfe zu holen, so sind auch die Freudlosigkeit, der Appetitmangel, die Antriebslosigkeit oder das Grübeln Symptome, die uns auffordern, jetzt gut für uns zu sorgen. Diesen Perspektivwechsel bieten wir den Patient:innen in Stunde 4 an. Kann ich in Zukunft freundlich mit mir sein und für mich sorgen, wenn ich erste Symptome bemerke, die in Richtung depressiver Verstimmung weisen, anstatt mich schlecht zu machen, mich zu verurteilen oder innerlich gegen meine Erfahrung anzukämpfen?

Wir bringen hier zum ersten Mal auch die Idee ins Spiel, dass solcherlei Symptome und Stimmungsveränderungen Warnsignale für einen drohenden Rückfall sind und als solche genutzt werden können.

Wir laden ein zu der Idee einer Haltung von Selbstfreundlichkeit und Selbstfürsorge, anstatt Abwertung und Verurteilung. Dieses Thema ist bei Menschen, die mit einer Depression leben, nicht leicht, weil es direkt ins Herz des Schmerzes trifft, nämlich dass neben dem Leid, was durch die Depression entsteht, noch zusätzliches Leid durch den inneren Kampf gegen sich selbst erschaffen wird. Insofern kann Stunde 4 emotional werden, weil durch diese Erkenntnisse Trauer und auch Wut ausgelöst werden können.

Tipp

Wenn Emotionen bei einigen Teilnehmenden in Stunde 4 (oder auch an anderer Stelle im Kurs) ausgelöst werden, ist das eine gute Gelegenheit, einen achtsamen Umgang damit zu üben, in dem wir gemeinsam einen Atemraum machen, um uns der Erfahrung bewusst zuzuwenden und kreativ damit umzugehen und nicht in den Autopiloten der Vermeidung einzusteigen.

Sitzung 4: Aversion erkennen

Ein zweites wichtiges Thema der Stunde 4 ist das bewusste Erkennen von Aversion und insbesondere die Reaktion auf Aversion. Dieses Thema wurde durch die Hausaufgabe in der letzten Woche vorbereitet und wird in der Gruppe interaktiv reflektiert. Wichtig ist zu vermitteln, dass die automatische Reaktivität auf Aversion das Vermeiden-Wollen ist. Dies ist evolutionär bedingt und in jedem Menschen angelegt. Aber für Menschen, die unter Depressionen oder Ängsten und starken Grübeltendenzen neigen, kann die unbewusste Vermeidungsreaktion auf Aversion zu einem erneuten Rückfall führen. Bewusstes Wahrnehmen der Mechanismen versetzt uns in die Lage, kreativ damit umzugehen.

In der Regel reagieren wir folgendermaßen auf unsere Erfahrungen:

- Abdriften oder uns langweilen, sodass wir uns im Geiste woanders hinbewegen können und uns von der Gegenwart entfernen.
- An den Dingen festhalten wollen, nicht loslassen wollen, weil es so schön ist oder uns eine andere Erfahrung wünschen als die, die wir gerade haben.
- Erfahrungen weghaben wollen, die wir gerade machen oder uns ärgern und sie loswerden wollen, oder versuchen, zukünftige Erfahrungen, die wir nicht mögen, zu vermeiden.

Im Kurs werden wir noch weiter vertiefen, inwiefern diese Reaktionen Schwierigkeiten verursachen können, insbesondere die Reaktion der Aversion auf unangenehme Erfahrungen. Der wichtige Schritt an dieser Stelle des MBCT-Kurses ist es, erst einmal die Fähigkeit zu stärken, unseren Erfahrungen mit Bewusstheit zu begegnen, um nicht in Automatismen abzudriften, sondern achtsam reagieren zu können. Hierzu wird in der kommenden Woche der Atemraum eingesetzt mit der Idee: »Immer wenn Sie merken, dass sich die Gedanken oder die Stimmung in eine negative Richtung verändern, machen Sie zuerst einen Atemraum als Antwort auf die schlechte Stimmung, um sich ihr zuzuwenden und sie näher zu erkunden.«

Sitzung 5: Sein lassen / Zulassen und Akzeptanz

- Begrüßung und eventuell kurze Blitzlichtrunde
- Sitzmeditation: Atem / Körper und Schwierigkeiten erforschen (30–40 Min.)
- Austausch über die Übung und die Hausaufgaben
- 3-Schritte-Atemraum: erweiterte Anleitung
- Gespräch über die Themen Akzeptanz, Sein-Lassen, Zulassen, z. B. mit der Geschichte: »Der Vater und die drei Söhne« oder mit dem Gedicht »Das Gasthaus« von Rumi
- Hausaufgaben
- Blitzlichtrunde zum Abschluss (optional)
- Minute der Stille

In der fünften Kurseinheit geht es darum, eine andere Beziehung zu der eigenen Erfahrung zu kultivieren, die geprägt ist von Hinwendung, Seinlassen und Wohlwollen oder auch Akzeptanz:

> »Wenn wir die Grundhaltung unserer Erfahrungen gegenüber vom *Nicht-Haben-Wollen* zum *Sich-Öffnen* verlagern, können wir die Kette der konditionierten, gewohnheitsmäßigen Reaktionen bereits beim ersten Glied durchbrechen.«
>
> Segal et al., 2015, S. 304

Geist der Stunde 5

In Stunde 5 des MBCT-Kurses geht es darum, ein Verständnis dafür zu entwickeln, wie hoch der Preis der Vermeidung sein kann, und Wege zu finden, wie wir uns sanft und selbstbestimmt auch den unangenehmen Erfahrungen zuwenden können. Nicht selten ist die Stunde sehr emotional, weil die Patient:innen erkennen, wie viel Energie sie in das Vermeiden von unangenehmen Erfahrungen gesteckt haben und dass sie damit gegen sich selbst ankämpfen. Aber es wird auch die Angst vor einer erneuten depressiven Phase spürbar, die zur Vermeidung führt. So wird die Ambivalenz spürbar zwischen der Erkenntnis, dass Vermeiden langfristig kein hilfreicher Umgang ist und der Angst, wenn ich meine Gefühle zulasse, dann verliere ich wieder die Kontrolle. Dieser Ambivalenz geben wir im Sinne der Achtsamkeit in Stunde 5 Raum und halten sie, ohne sie verändern zu wollen, so dass die Patient:innen zu einem eigenen »weisen Umgang« finden können.

Ziele der Stunde 5

- Eine Haltung des Zulassens allen Erfahrungen gegenüber entwickeln, also alle Erfahrungen (so gut es geht) so zuzulassen, wie sie gerade sind.
- Der Aversion die Macht über unsere Reaktionen nehmen, indem wir bewusst und willentlich all unseren Erfahrungen mit einer Haltung des Zulassens begegnen, egal ob sie angenehm oder unangenehm sind.
- Lernen, schwierige Erfahrungen sein zu lassen und ihnen Raum geben, zu sein.

Theorie der Stunde 5

Man kann das Grundthema der Stunde 5 zusammenfassen mit der Idee »Verändern durch Nicht-Verändern-Wollen«. Auch Fritz Perls (1951), der Begründer der Gestalttherapie, hat als Grundlage seines Therapieansatzes bereits die Idee vertreten, dass wir uns nur dann wirklich verändern können, wenn wir uns so annehmen, wie wir sind.

Sitzung 5: Sein lassen / Zulassen und Akzeptanz

Aversion und Ablehnung unangenehmen Erfahrungen gegenüber kostet uns sehr viel Energie, die wir in den inneren Kampf gegen uns selbst und gegen unsere Erfahrungen wie Gedanken, Gefühle oder Körperempfindungen investieren. Eine Haltung der Hinwendung und Akzeptanz verkörpert eine grundlegende Einstellung der Fürsorglichkeit und des Wohlwollens den eigenen Erfahrungen gegenüber, egal welche Qualität sie haben. Von diesem klaren Betrachten der eigenen Erfahrungen aus können wir dann bewusst entscheiden, ob und wenn ja, was geändert werden sollte.

Warum ist es wichtig, Akzeptanz/ Zulassen / Sein-Lassen zu kultivieren?

Akzeptanz ist deshalb so wichtig, weil das Gegenteil davon ein hohes Risiko birgt. Wenn wir Akzeptanz üben, …

- … lassen wir der Tendenz, sich durch vorübergehende Gedanken oder Stimmungen automatisch »entführen« zu lassen, mehr bewusste Aufmerksamkeit zukommen.
- … verändert sich die Grundeinstellung gegenüber unseren Erfahrungen und bewegt sich weg von einer »ablehnenden« Haltung hin zu einer »Öffnung«. Dies wiederum macht es möglich, dass die Kette der konditionierten, gewohnheitsbedingten Reaktionen bereits beim ersten Glied durchbrochen werden kann.
- … haben wir die Chance, zu prüfen, ob unsere Gedanken zutreffen, ob sie der Wahrheit entsprechen oder nicht.

Akzeptanz versus Resignation: Wie fühlt sich Akzeptanz an?

Auf den ersten Blick finden viele Teilnehmer:innen, dass Akzeptanz eine schwer fassbare Vorstellung ist. Bedeutet Akzeptanz nicht dasselbe wie Resignation?

- Akzeptanz ist ein aktiver, lebendiger Prozess: man reagiert aktiv auf seine Gefühle, indem man sie zulässt oder sie so sein lässt, wie sie sind, anstatt automatisch zu versuchen, sie zu korrigieren oder zu verändern.
- Wenn man zulässt, dass sich diese Gefühle im Bewusstsein befinden, bedeutet dies, dass man deren Präsenz bewusst bemerkt, bevor man sich entscheidet, wie man darauf reagieren möchte.
- Dazu sind eine bewusste Verpflichtung und ein absichtlicher Einsatz von Energie erforderlich.
- Resignation dagegen ist durch Passivität und ein Empfinden von Hilflosigkeit gekennzeichnet.

Wir laden die Teilnehmenden in Stunde 5 dazu ein, sich schwierigen Erfahrungen zuzuwenden, fordern sie zu etwas auf, was sie intuitiv nicht von selbst tun würden. Dies braucht eine bewusste Entscheidung und es ist wichtig, das Verständnis für die Wichtigkeit der Hinwendung zum Schwierigen auf kreative Weise zu fördern. Das können wir durch Geschichten, Metaphern oder Gedichte machen. Dafür eignet sich hier sehr gut das in Achtsamkeitskreisen viel zitierte Gedicht »Das Gasthaus« von Rumi.

Wie übt man diese Haltung des Sein-Lassens in der Meditation?

Indem wir die Aufmerksamkeit mit einer freundlichen und sanften Haltung bewusst dorthin lenken, wo sich das Schwierige oder Unangenehme im Körper zeigt, schließen wir dabei auch all die Körperempfindungen mit ein, die in Verbindung mit Aversion stehen. Auf diese Weise kehren wir unsere übliche Umgangsweise allem Unangenehmen oder Schwierigen gegenüber um: von Ablehnung hin zu Akzeptanz und Freundlichkeit. Dann üben wir im nächsten Schritt, damit zu sein und in unserem Bewusstsein den Raum für die unangenehmen Empfindungen zu weiten. Unser Bewusstsein ist wie eine

Schale, in dem sich die Schwierigkeit gehalten fühlen kann. Wir erweitern die »Schale unseres Bewusstseins«, so wird der Raum um das Unangenehme immer größer und es verliert seine Macht über uns. Vielleicht wird es sogar selbst etwas weicher und weiter.

Exkurs

An dieser Stelle können die Ideen des Containments aus der Psychodynamischen Psychotherapie als Analogie hilfreich sein. »Becoming a bigger container« ist ein Konzept, das sowohl in der Psychotherapie nach Wilfred Bion als auch in der Zen-Praxis von Joko Beck eine wichtige Rolle spielt, um den Umgang mit intensiven Emotionen und inneren Konflikten zu verstehen und zu entwickeln.

- **Wilfred Bion (Psychoanalyse):** Bion beschrieb den Begriff des »Containments« (Beherbergens) als einen zentralen Prozess in der psychoanalytischen Arbeit. Ein »Container« ist dabei ein inneres Gefäß, das die überwältigenden und unbewussten Emotionen der Patient:innen aufnehmen und verarbeiten kann. Die Therapeut:innen werden dabei als ein »größerer Container« betrachtet, der die Emotionen der Patient:innen hält, ohne sie sofort zu entladen oder zu verarbeiten. Indem die Therapeut:innen in der Lage sind, die Emotionen zu halten und zu reflektieren, helfen sie den Patient:innen, diese zu verstehen und in den eigenen inneren Raum zu integrieren. Das »Größerwerden des Containers« bedeutet, die Fähigkeit zu entwickeln, mehr und intensivere Gefühle zu beherbergen, ohne sie sofort in Abwehrmechanismen umzuwandeln oder sie zu bewältigen (Bion, 2001).
- **Joko Beck (Zen-Praxis):** Im Zen betont Joko Beck die Wichtigkeit, mit unseren Emotionen in einer offenen und nicht reaktiven Weise umzugehen. Das Konzept des »größeren Containers« wird hier als die Fähigkeit verstanden, die eigenen Emotionen zu beobachten, ohne von ihnen überflutet oder beherrscht zu werden. Statt die Emotionen zu unterdrücken oder sie zu »bekämpfen«, geht es darum, sie zu akzeptieren und in einem größeren, unvoreingenommenen Raum zu erfahren. In diesem Sinne kann das »Größerwerden des Containers« als das Erweitern des eigenen Bewusstseins verstanden werden, sodass man die eigenen Emotionen mit größerer Gelassenheit und Achtsamkeit aufnehmen kann. Dies hilft, die emotionale Reaktivität zu reduzieren und einen klareren, freieren Umgang mit den eigenen Gefühlen zu entwickeln (Beck, 2000).

Zusammenfassend lässt sich sagen, dass beide Konzepte den Prozess beschreiben, die eigenen emotionalen Erfahrungen nicht nur zu halten, sondern auch zu erweitern, um ihnen mit mehr Kapazität und Klarheit begegnen zu können.

Wichtig

Im MBCT ist vor allem wichtig, dass das Gewahrsein des Körpers Sicherheit gibt und eine alternative Möglichkeit bietet, um zu lernen, wie wir uns anders auf schwierige Erfahrungen beziehen können.

Sitzung 6: Gedanken sind keine Tatsachen

- Begrüßung und evtl. kurze Blitzlichtrunde
- Sitzmeditation: Atem / Körper / Geräusche / Gedanken / Gefühle mit Fokus auf Gedanken (30–40 Min.)
- Austausch über die Übung und die Hausaufgaben
- Thema: Gedanken sind keine Fakten / Tatsachen; Entwicklung einer alternativen Haltung zu den Gedanken, negative Gedanken als Frühwarnsignale erkennen
- Übung »Im Büro« – Stimmungen, Gedanken / Schlussfolgerungen und alternative Sichtweisen
- Vorbereitung für das Ende des Kurses und Gespräch über Warnsignale eines drohenden Rückfalls beginnen
- Übungen für zu Hause besprechen: Handout »Weise mit Unzufriedenheit und Depression umgehen (1)«
- Blitzlichtrunde zum Abschluss (optional)
- Minute der Stille

Geist der Stunde 6

> Denken kann die Dinge in Zusammenhang bringen,
> aber es kann die Tiefe der Dinge nicht entdecken.
> Johann Wolfgang von Goethe

In Stunde 6 befassen wir uns noch einmal ganz explizit mit dem achtsamen Umgang mit Gedanken und warum dies so wichtig ist für die Rückfallprophylaxe.

Ziele der Stunde 6

- Einen anderen Umgang mit Gedanken etablieren.
- Vorstellen von heilsamen Strategien, mit Gedanken umzugehen.
- Erkennen, dass es möglich ist, Gedanken als Gedanken zu beobachten, ohne sich in ihren Inhalt zu verstricken.
- Es kann befreiend sein, zu erkennen, dass unsere Gedanken lediglich Gedanken sind, selbst wenn sie uns sagen, dass das nicht so ist.
- Meditation hilft, sich anders zu den eigenen Gedanken in Beziehung zu setzen.

Theorie der Stunde 6

Das Thema *Achtsamer Umgang mit Gedanken* und insbesondere mit solchen, die depressionsfördernd sein können, zieht sich bereits durch den gesamten Kurs, weil es so wichtig ist. Wie schon beschrieben, können durch eine moderat negative Stimmung sehr leicht automatische, negative Schlussfolgerungen und Interpretationen ausgelöst werden, von denen Menschen mit einer Depressionsgefährdung sich nicht mehr so gut lösen können. Diese Gedanken übernehmen dann schnell das Ruder und bestimmen die Gefühlslage.

Wir erkennen in dieser Stunde, wie schnell wir Schlussfolgerungen ziehen und Situationen interpretieren. Dies wird durch eine Übung anschaulich gemacht, die wir »Im Büro« nennen.

Übung • »Im Büro«: Stimmungen, Gedanken und alternative Sichtweisen

Die Kursleiterin gibt allen Teilnehmenden jeweils ein Blatt Papier, auf dem ein Szenario beschrieben ist: Version 1 befindet sich auf der Vorderseite des Papiers und Version 2 auf der Rückseite. Die Teilnehmerinnen schreiben auf, was sie denken würden, wobei sie zuerst von Version 1 und dann von Version 2 ausgehen.

Version 1: »Sie fühlen sich niedergeschlagen, weil Sie auf der Arbeit gerade Streit mit einer Kollegin hatten. Kurz darauf begegnet Ihnen im Hauptbüro eine andere Kollegin, und sie geht schnell weiter, nachdem sie gesagt hat, dass sie sich nicht länger aufhalten kann. Was würden Sie denken?«

Version 2: »Sie sind froh, weil Sie und ein Kollege gerade für Ihre gute Arbeit gelobt worden sind. Kurz darauf begegnet Ihnen im Hauptbüro ein anderer Kollege, und er geht schnell weiter, nachdem er gesagt hat, dass er sich nicht länger aufhalten kann. Was würden Sie denken?«

In der ersten Version schreiben die Teilnehmer: innen meist Gedanken auf wie: »Die mag mich auch nicht«, »Heute ist nicht mein Tag, warum beachtet sie mich nicht?«, »Habe ich ihr etwas getan?«, »Sie hat bestimmt mitbekommen, dass wir Streit hatten und ist auch gegen mich«, »Hoffentlich werde ich nicht bald meinen Job verlieren«. In der zweiten Version sind es eher Gedanken wie: »Ach, er hat sicher sehr viel zu tun heute«, »Macht nichts, ich gehe jetzt erstmal einen Kaffee trinken«, »Der Arme ist wohl sehr gestresst, hat er Ärger mit jemandem?«.

Im anschließenden Austausch wird deutlich, dass ein und dieselbe Situation ganz unterschiedlich interpretiert werden kann. Und ebenso, dass die Interpretation der jeweiligen Situation u. a. von dem beeinflusst werden kann, was wir vorher erlebt haben. Im Alltag gelingt die Trennung zwischen der Situation und der Interpretation aber nicht so leicht wie in der Übung bzw. durch den anschließenden Austausch. Menschen mit einer Depressionserfahrung interpretieren Ereignisse häufiger auf eine Weise, bei der sie selbst schlecht wegkommen. Gedanken wie: *Ich bin zu nichts Nutze. Ich bin ein Versager/eine Versagerin* oder: *Wenn die Leute wüssten, wie ich wirklich bin, würde niemand mit mir etwas zu tun haben wollen,* werden zu einer Art innerer Propaganda, die das Selbstwertgefühl weiter schwächen. Es ist leicht erkennbar, dass durch diese Schlussfolgerungen und in unserem Geist ablaufenden »Kommentare«, emotionale Reaktionen geschaffen oder aufrechterhalten werden können. Nachdem wir erst einmal eine Schlussfolgerung gezogen haben, folgt die Emotion ihr auf dem Fuße.

Beispiel

Ein Anruf von einer Freundin könnte als »Sie braucht mich« oder »Sie nutzt mich aus« interpretiert werden. Unsere Reaktion wird, in Abhängigkeit davon, welche der beiden Interpretationen zum Zuge kommt, vollkommen anders sein.

Warum ist der Umgang mit negativen Gedanken bei der Rückfallprophylaxe von Depressionen besonders wichtig?

Durch unablässige negative Gedanken kann eine Depression verursacht werden. Wenn man Ereignisse so pessimistisch und hoffnungslos interpretiert wie möglich, dann ergeben sich daraus eine Reihe psychologischer Konsequenzen:

Sitzung 6: Gedanken sind keine Tatsachen

- Das Selbstwertgefühl wird vermindert.
- Schuldgefühle nehmen zu.
- Die Konzentrationsfähigkeit nimmt ab.
- Soziale Interaktionen werden untergraben.
- Zusätzlich können solche Denkweisen biologische Konsequenzen haben: mangelnder Appetit, gestörte Schlafmuster, Erregung oder Verlangsamung der Reaktionen.

Je stärker diese Gefühle und Körperreaktionen sind, desto mehr geben Sie dem depressiven Aufschaukelungsprozess Nahrung. Diese Symptome liefern noch mehr Beweise für die »negative Selbstpropaganda«, mehr Beweise für die eigene Dummheit, Schwäche oder Minderwertigkeit.

Menschen mit Depressionserfahrung müssen verstehen, dass sie durch diesen inneren Prozess gefährdet sind, unbemerkt wieder in eine Depression »abzugleiten«, wenn sie die negativen Schlussfolgerungen nicht als solche entlarven und sich von ihnen distanzieren.

Rückfälle passieren: Worin besteht der erste Schritt, wenn negative Stimmungen oder Gedanken auftauchen?
Die Teilnehmer: innen müssen spüren, dass es etwas gibt, was sie sofort tun können, sobald sie das Gefühl haben, dass negative Gedanken die Oberhand gewinnen. Deshalb betonen wir, dass der erste Schritt immer darin besteht, sich eine Atempause zu verschaffen, indem wir die Übung »3-Schritte-Atemraum« machen. Wenn wir unsere Aufmerksamkeit auf den Atem richten können wir erkennen, was in diesem Augenblick in uns vorgeht. Mit diesem Bewusstsein geht häufig auch das Gefühl einher, mehr Wahlmöglichkeiten zu haben in Bezug darauf, wie wir reagieren können.

Wichtig

Im MBCT-Programm üben wir, Gedanken als geistige Phänomene wahrzunehmen – ihr Kommen und Gehen zu beobachten, ohne uns im Inhalt zu verlieren. In der KVT hingegen steht die Veränderung des Inhalts im Fokus: Gedanken werden hinterfragt und kognitiv umstrukturiert.

Möglichkeiten eines alternativen, achtsamen Umgangs mit den Gedanken: Übungsvorschlag
Gedanken bewusst beobachten. Nehmen Sie sich einen Moment Zeit, um sich der Gedanken bewusst zu werden, die Ihnen durch den Kopf gehen. Sie können sich vorstellen, Sie sitzen in einem Kino. Sie betrachten eine leere Leinwand und warten darauf, dass dort Gedanken auftauchen. Wenn diese Gedanken dann kommen, können Sie sehen, was sie genau sind und was mit ihnen geschieht? Einige dieser Gedanken werden verschwinden, sobald Sie sich ihrer bewusst werden. Andere werden vielleicht bleiben und wiederum andere vergehen und kommen dann wieder. Alternativ kann man auch das Bild von Wolken verwenden, die am Himmel vorüberziehen.

Abschluss der Stunde
Zum Abschluss der Stunde 6 beginnen wir die Wichtigkeit der Wahrnehmung von Frühwarnsignalen zu thematisieren und erste Beispiele zu sammeln. Die Teilnehmer:innen werden eingeladen, mittels eines Handouts in der kommenden Woche auf Gefühle, Gedanken oder Körperempfindungen zu achten, ebenso wie auf Handlungsimpulse, etwa *die Tendenz zum Rückzug oder Veränderungen des Essverhaltens,* und diese aufzuschreiben.

Sitzung 7: Wie kann ich am besten für mich selbst sorgen?

- Begrüßung und Nachbesprechung zum Tag der Achtsamkeit
- Sitzmeditation: Atem / Körper / Geräusche / Gedanken / Gefühle – Reaktivität wahrnehmen (30–40 Min.)
- Austausch über die Übung und die Hausaufgaben
- Erkennen von Warnsignalen für Rückfälle (Klar sehen mit Bezug auf die erstellte Liste)
- Übungen aus der KVT:
  - Übung 1: Erforschen des Zusammenhangs zwischen Aktivität und Stimmung: nährende und auslaugende Aktivitäten (Liste)
  - Übung 2: Aktivitätsaufbau, Mastery (Bewältigung) und Pleasure (Vergnügen)
- 3-Schritte-Atemraum als »ersten Schritt«, bevor man achtsam wählt, ob man eine Aktivität einleiten möchte
- Besprechen der Übungen für zu Hause: Handout »Weise mit Unzufriedenheit und Depression umgehen (2)«, Idee des Notfallkoffers
- Blitzlichtrunde zum Abschluss (optional)
- Minute der Stille

Geist der Stunde 7

In der siebten Kurseinheit ist allen Teilnehmenden bewusst, dass es die vorletzte Stunde ist. Einige kommen bereits mit Traurigkeit oder auch Besorgnis über das Ende des Kurses in die Stunde und fragen sich, wie sie es schaffen werden, allein weiterzumachen. Wir erarbeiten in dieser Stunde vertiefend und sehr konkret das Thema der Selbstfürsorge und Rückfallprophylaxe. Was kann ich Hilfreiches für mich tun, wenn ich merke, dass sich meine Stimmung verschlechtert und wie kann ich in Zukunft gut für mich sorgen?

Ziele der Stunde 7

- Erarbeiten, wie wir im Angesicht einer sich verschlechternden Stimmung in einer guten Art und Weise für uns sorgen können.
- Erkennen des persönlichen Musters von Frühwarnzeichen.
- Innehalten mittels der Übung: »Atemraum« und dann in einer mitfühlenden Haltung für uns selbst sorgen. Etwas tun, was Freude bereitet (Pleasure), ein Gefühl der Bewältigung (Mastery) geben kann oder einen klaren achtsamen Fokus ermöglicht.

Theorie der Stunde 7

Wir schaffen einen Kontext für die Wichtigkeit von Selbstfürsorge in Phasen von schlechter Stimmung. Als Alternative zu den üblichen automatischen Mechanismen des Grübelns oder der Vermeidung können wir uns fragen, was wir jetzt brauchen. Zunächst aber möchten wir Verständnis dafür schaffen, wie schwierig es für uns alle ist, in einer niedergeschlagenen Phase etwas Gutes für uns zu tun. Für Menschen mit einer Vorgeschichte von Depressionen ist dies umso herausfordernder. Das Problem bei der Depression ist nicht die schlechte Stimmung, sondern das Feststecken darin.

Der Motivationsprozess in der Depression. In der Depression wird der Motivationsprozess umgekehrt. Normalerweise tun wir etwas, wenn wir es tun möchten, d. h. eine innere Motivation oder einen Wunsch danach verspüren (z. B. einen Spaziergang zu machen oder ein Bad zu nehmen). In der Depression funktioniert dies nicht, weil der Antrieb derart vermindert ist, dass man keine Motivation verspürt, etwas zu tun. Man muss also etwas tun, bevor man dazu in der Lage ist, es tun zu wollen.

Sitzung 7: Wie kann ich am besten für mich selbst sorgen?

Müdigkeit ist bei nicht depressiven Menschen häufig ein Zeichen dafür, dass es gut wäre, sich auszuruhen und eine Pause zu machen. Bei depressiven Menschen kann sich die Müdigkeit durch Ausruhen sogar noch verstärken. Die Erschöpfung bei einer Depression entspricht also nicht der normalen Müdigkeit und in diesem Fall ist anstelle einer Pause eher ein erhöhtes Aktivitätsniveau erforderlich, wenn auch nur für kurze Zeit.

Was kann helfen? In solchen Momenten können die Teilnehmer:innen unter anderem für sich selbst sorgen, indem sie »am Ball bleiben« oder weiterhin an den Aktivitäten teilnehmen, auch wenn ihre Stimmung und ihre Gedanken ihnen zu sagen scheinen, dass das keinen Sinn hätte. Mithilfe von verschiedenen Übungen und Anregungen aus der Kognitiven Verhaltenstherapie erarbeiten wir gemeinsam, welche Aktivitäten in zukünftigen Phasen von depressiver Verstimmung hilfreich sein können, die aus der bis hierher entwickelten achtsamen Haltung heraus eingeleitet oder durchgeführt werden. Es geht hier also nicht um Aktivismus, der im Dienst der Vermeidung einer schlechten Stimmung oder von ungewollten Gefühlen steht, sondern um eine sinnvolle Unterstützung der eigenen Befindlichkeit, um nicht wieder in die depressive Antriebslosigkeit abzurutschen.

Übungsteil

Tipp • Notfallkoffer

Wir regen die Patient:innen dazu an, sich einen »Notfallkoffer« zu schaffen. Die Technik des »Notfallkoffers« ist ein Konzept aus der Kognitiven Verhaltenstherapie, das speziell für die Behandlung von Depressionen und anderen psychischen Störungen entwickelt wurde. Sie zielt darauf ab, Betroffenen konkrete Hilfsmittel zur Verfügung zu stellen, die ihnen in akuten Krisen oder bei einer Verschlechterung ihrer Symptome helfen können. Der »Notfallkoffer« ist also eine Sammlung von Strategien, Techniken und Ressourcen, die die Patient:innen unterstützen, sich in schwierigen Momenten selbst zu stabilisieren und ihre negativen Gedanken zu unterbrechen.

Wichtig ist bei dieser Intervention, dass die Therapeutin diese Übung auch aus einer achtsamen Haltung anleitet. Der achtsame Einsatz des Notfallkoffers bedeutet, sich mit einer offenen, nicht wertenden Haltung auf die eigenen Erfahrungen einzulassen. Es geht darum, jede Technik mit Bewusstsein und Achtsamkeit zu nutzen, den Moment zu akzeptieren und zu erkennen, dass schwierige Gedanken und Gefühle vorübergehend sind. Der Notfallkoffer wird dadurch nicht nur zu einem Werkzeug zur Krisenbewältigung, sondern auch zu einem Mittel, sich selbst mit Mitgefühl und Verständnis zu begegnen.

Beispiel • Einleiten einer achtsamen Aktivität zur Beruhigung

Manchmal kann es hilfreich sein, eine kleine, achtsame Aktivität auszuführen, die Freude bereitet oder beruhigt. Dies kann das Hören von Musik, ein Spaziergang in der Natur oder das Anschauen eines beruhigenden Videos sein. Der Fokus liegt darauf, die Aktivität voll und ganz zu erleben und nicht zu hetzen. Und es geht auch darum, die Erwartung loszulassen, dass es einem besser geht, wenn man den Spaziergang gemacht hat. Vielleicht hebt er die Stimmung, vielleicht aber auch nicht. Hilfreich ist, eine selbstfürsorgliche Haltung zu kultivieren: Ich habe etwas Gutes für mich getan, das ist wichtig. Ich bin drangeblieben, egal, wie ich mich dabei fühle.

Sitzung 7: Wie kann ich am besten für mich selbst sorgen?

Anregung für den Spaziergang. Achtsam gehen und sich auf die Details der Umgebung konzentrieren– die Farben der Blätter, den Klang des Windes oder den Geruch der frischen Luft. Sich auf den Moment einlassen und die Erfahrung ohne Ablenkung genießen, so gut es geht.

Die Brücke zur Abschlusseinheit ist dann die Hausaufgabe, Strategien und Hilfsmittel für diesen Notfallkoffer zusammen zu stellen. Das kann ganz konkret eine DVD des Lieblingsfilms sein, von dem ich weiß, dass er mich auf andere Gedanken bringt, wenn ich ihn mir anschaue. Oder eine Musikaufnahme, ein Gedicht, eine Kraft gebende Geschichte, ein Duftöl, dessen Geruch meine Stimmung hebt, Erinnerungsfotos oder eine unterstützende Botschaft an mich selbst, die ich mir aufschreibe.

Beim Thema *Gut für mich sorgen, mir im Alltag Zeit und Raum für mich selbst nehmen* können unterschiedliche Themen hochkommen, z. B. »Die meisten Menschen sind nicht dazu erzogen worden, sich Zeit für sich selbst zu nehmen« oder »Meine Eltern sind pflegebedürftig, da wäre es nicht richtig, wenn ich mich an erste Stelle setze« oder »Wenn man nicht mehr mithalten kann, dann fällt man eben zurück«. Dann können wir verdeutlichen, dass wir vielleicht in unserem Alltag nicht immer genügend Zeit finden, um regelmäßig zu meditieren, dass es aber trotz aller Hektik oder in Ausnahmephasen, wenn man z. B. jemanden pflegt, auch im Alltag Nischen für Momente der Achtsamkeit gibt. Dies wird auch wichtig sein, wenn die Teilnehmenden nicht mehr regelmäßig in die Gruppe kommen und die Unterstützung haben, im Alltag zu praktizieren.

INFO 32 • E

Sitzung 8: Rückblick und Ausblick

- Body Scan (40 Min.)
- Austausch über die Erfahrung der Übung, Austausch über die Hausaufgaben (Frühwarnsymptome und Handlungsplan)
- Thema: Wie können die Motivation und die Disziplin aufrechterhalten werden? Austausch und Input geben
- Übung: Rückblick und Ausblick
- »Notfallkoffer« mit Handlungsmöglichkeiten für den Umgang mit einem bevorstehenden Rückfall besprechen (2. Schritt: *wise action* / eine bewusste Entscheidung treffen für eine geeignete Handlung)
- Evaluationsbogen verteilen zur Rückmeldung über den Kurs (optional)
- Abschlussrunde
- Minute der Stille

Geist der Stunde 8

Wir beginnen die letzte Kurseinheit mit der Übung, mit der wir den Kurs auch begonnen haben – dem Body Scan. In der anschließenden Austauschrunde wird häufig von einigen Teilnehmenden der Vergleich zum »ersten Body Scan« gezogen. Die Patient:innen berichten, dass sie während der Übung ruhiger geworden sind, sich besser konzentrieren und den Körper besser spüren können. Gedanken und Abschweifen sind zwar immer noch vorhanden, aber es stört nicht mehr so. Sie berichten auch, dass sie viel freundlicher mit sich selbst umgehen: »Ich weiß heute, dass das Abschweifen kein Fehler ist, sondern ganz normal. Ich lasse es dann einfach so sein und gehe wieder zu meinem Körper. Das entlastet mich«.

Ziele der Stunde 8

- Einen guten Abschluss finden und die Motivation stärken, weiter zu üben.
- Reflektieren, was im Kurs gelernt wurde, und Wege finden, die es ermöglichen, das, was im Kurs wichtig geworden ist, im Alltag zu bewahren (»Wie möchte ich eine achtsamere und selbstfürsorglichere Lebensweise beibehalten?«).
- Die Verbindung schaffen zur inneren Motivation und dies verbinden mit persönlichen Werten und einem »guten Grund«, für sich selbst zu sorgen.

Theorie der Stunde 8

Es gibt in der achten Kurseinheit keinen theoretischen Input mehr, außer dass wir noch einmal Raum für Fragen der Teilnehmenden geben. Wir schaffen ein Verständnis dafür, wie wichtig es ist, dranzubleiben und die Achtsamkeitspraxis weiter im Alltag zu verankern. Hilfreich ist die Metapher von Samen, die wir in diesem Kurs in die Erde gelegt haben. Sie können in Zukunft aufgehen, wenn wir sie regelmäßig mit Nahrung und Wasser versorgen. Ganz wichtig dabei ist, den Mittelweg zu finden – nicht zu viel gießen und nicht zu wenig. Aber auch ruhen lassen und geduldig warten.

Die Teilnehmenden beenden den Kurs typischerweise mit einer Mischung aus positiven Gefühlen, mehr Bewusstheit gegenüber ihren Gedanken und Emotionen, mehr Akzeptanz und Mitgefühl insbesondere sich selbst gegenüber, weniger Ängsten und Stressgefühlen und einer veränderten Perspektive auf sich selbst und ihre Erkrankung. Viele gehen auch mit Zuversicht aus dem Kurs, aber manchmal auch mit der Sorge, wie sie all das Gelernte nun alleine weiter fortsetzen und im Alltag festigen sollen und ob ihnen das gelingt.

Sitzung 8: Rückblick und Ausblick

Die Teilnehmenden haben in der Kurszeit viel Unterstützung erfahren und konkrete Werkzeuge an die Hand bekommen, die im Alltag angewendet wurden. Nach dem Kurs fühlen sich einige auch unsicher, wie sie die erlernten Techniken weiterhin in ihr tägliches Leben integrieren können, insbesondere ohne die Struktur und Begleitung, die der Kurs bietet.

Welche unterstützenden Anregungen können wir da geben?

(1) Schrittweise Integration der Achtsamkeit in den Alltag: Es kann überwältigend wirken, alles auf einmal umzusetzen. Stattdessen ist es hilfreich, die Achtsamkeitspraxis in kleinen, überschaubaren Schritten in den Alltag zu integrieren.
Beispiel: Mit kurzen Achtsamkeitsübungen beginnen, wie zum Beispiel 5-10 Minuten täglichem Meditieren oder einem kurzen Body Scan. Sich realistische, kleine Ziele setzen, die langsam gesteigert werden können. Dies könnte auch so einfach sein wie das Einüben von Achtsamkeit beim Zähneputzen oder beim Gehen.

(2) Regelmäßige Praxis als Routine etablieren: Sich eine eigene Routine schaffen, auch wenn die Struktur und der Rhythmus des Kurses nicht mehr da sind.
Beispiel: Eine bestimmte Zeit am Tag einplanen – vielleicht morgens nach dem Aufwachen oder abends vor dem Schlafengehen – um eine Achtsamkeitsübung zu machen. Dies schafft eine verlässliche Gewohnheit.

(3) Selbstmitgefühl bei Rückschlägen: Es ist ganz normal, dass es Phasen gibt, in denen man weniger motiviert ist oder Schwierigkeiten hat, regelmäßig zu üben. Anstatt sich selbst dafür zu verurteilen, ist es wichtig, sich mit **Selbstmitgefühl** zu begegnen.
Beispiel: Wenn sie Schwierigkeiten haben, Achtsamkeit zu praktizieren, ist es hilfreich, sich daran zu erinnern, dass das menschlich ist. Freundlich und nachsichtig mit sich selbst sein. Akzeptieren, dass es auch Rückschläge geben kann, und einfach wieder auf den Weg zurück gehen.

(4) Geduld mit dem Prozess: Es ist wichtig, geduldig mit sich selbst zu sein, da der Übergang von der Kursstruktur zum selbstständigen Üben Zeit braucht. Achtsamkeit ist ein fortlaufender Lernprozess, und es gibt keine »perfekte« Art, sie anzuwenden. Das Wichtigste ist, **dranzubleiben** und nicht zu schnell aufzugeben.
Beispiel: Realistische Erwartungen hegen und die kleinen Fortschritte anerkennen. Diese sind wichtig, auch wenn sie klein erscheinen.

(5) Soziale Unterstützung und Austausch: Auch nach dem Kurs ist es hilfreich, sich weiterhin mit anderen auszutauschen, die ähnliche Erfahrungen gemacht haben. Einige MBCT-Teilnehmende treffen sich nach Kursende in sogenannten »Achtsamkeits-Gruppen«, um ihre Praxis zu vertiefen und sich gegenseitig zu unterstützen. Manchmal bieten auch Therapeut:innen Follow-up-Treffen oder Refresher-Sitzungen an.

Fazit

Am Ende des MBCT-Kurses herrscht oft eine Mischung aus Erleichterung, Dankbarkeit und Zuversicht – begleitet von der Sorge, die Praxis im Alltag allein fortzusetzen. Diese Sorge ist normal. Mit der richtigen Haltung und einfachen Strategien lässt sich Achtsamkeit auch ohne Kursstruktur weiterführen. Wichtig ist, eine regelmäßige Praxis zu etablieren, Geduld mit sich selbst zu haben und zu erkennen: Achtsamkeit ist ein Weg stetiger Entwicklung. Wenn wir die Samen regelmäßig, weder zu viel noch zu wenig, wässern, werden sie aufgehen.

INFO 33 • V

Die Rolle von Booster-Sessions

Booster-Sessions sind freiwillige Zusatztreffen nach Abschluss eines MBCT-Kurses. Sie unterstützen die langfristige Integration der Achtsamkeitspraxis in den Alltag, stabilisieren die Kursinhalte und fördern die Rückfallprävention. Ihr Nutzen liegt insbesondere in der strukturierten Wiederanbindung an die Praxis sowie in der Klärung individueller Herausforderungen.

Ziele der Booster-Sessions

- **Erhalt und Vertiefung der Praxis**: Booster-Sessions bieten die Möglichkeit, die Achtsamkeitspraxis aufrechtzuerhalten.
- **Reflexion und Klärung von Fragen**: Sie geben Raum für Fragen, Schwierigkeiten und Austausch über die Erfahrungen nach Kursende.
- **Unterstützung bei der Rückfallprävention**: Sie dienen der Stärkung der Selbstwirksamkeit im Umgang mit schwierigen Momenten oder Rückschlägen im Alltag.
- **Erneuerung der Motivation**: Sie dienen der Wiederbelebung der im Kurs aufgebauten Motivation zur regelmäßigen Praxis.

Inhalte der Booster-Sessions

- **Übungspraxis:** Wiederholung und gemeinsame Durchführung zentraler MBCT-Übungen (z. B. Atemmeditation, Body Scan, achtsames Gehen).
- **Erfahrungsreflexion:** Austausch über gelungene Umsetzungen, Hürden und individuelle Anpassungen im Alltag.
- **Vertiefung zentraler Konzepte:** Arbeit an Themen wie Grübelprozesse, achtsame Emotionsregulation und automatische Reaktionen.
- **Gruppenaustausch:** Nutzung des sozialen Rahmens zur Förderung von Verbundenheit und gegenseitiger Unterstützung.

Typische Themen in den Booster-Sessions

- **Verlorene Routine:** Wie kann ich neue, alltagstaugliche Übungsstrategien entwickeln?
- **Wiederkehrende Gedankenmuster:** Wie kann ein achtsamer Umgang mit belastenden Kognitionen langfristig gelingen?
- **Motivationsabfall:** Wie kann ich Impulse erhalten, um mein Engagement für die Achtsamkeitspraxis zu erneuern und langfristig aufrechtzuerhalten?

Fazit

Booster-Sessions verlängern die Wirkzeit von MBCT, stärken die Selbstfürsorgekompetenz und wirken rückfallprophylaktisch. Sie bieten einen niederschwelligen Rahmen, um mit der Praxis in Kontakt zu bleiben und therapeutische Prozesse nachhaltig zu begleiten.

5 Wie gestalte ich die therapeutische Beziehung in der MBCT?

Die therapeutische Beziehung in der MBCT basiert auf Achtsamkeit, Akzeptanz, Mitgefühl und Respekt für die Autonomie der Patient:innen. Therapeut:innen verstehen sich als empathische Begleitung und verkörpern die Haltung der Achtsamkeit – gestützt durch eine eigene fundierte Meditationspraxis. »Wenn sich die Wirkung der Achtsamkeit für die Patient:innen entfalten soll, muss die Therapeutin sie vorleben. Sie spiegelt sich dann in einer liebevollen und präsenten therapeutischen Haltung wider« (Weiß & Harrer, 2010).

Therapeut:innen teilen mit den Patient:innen die Erfahrung des Übens und begegnen Hindernissen nicht als Expert:innen, sondern als Mitübende mit mehr Erfahrung, die aus eigener Erfahrung wissen, wie man hilfreich mit den Hindernissen beim Üben umgeht. Eine solche Haltung schafft Vertrauen und ein unterstützendes Umfeld, in dem achtsame Selbstbegegnung und Veränderung möglich werden.

Diese Art der Beziehung schafft Vertrauen in den Weg der Achtsamkeit sowie ein sicheres und unterstützendes Umfeld, in dem tiefgreifende Veränderungen möglich werden.

Informationsmaterial dieses Kapitels

INFO 34 Vertrauensaufbau und Arbeitsgrundlage in der MBCT
Dieses Informationsblatt gibt Anregungen, wie wir sowohl im Vorgespräch als auch in der Gruppe eine vertrauensvolle Arbeitsatmosphäre schaffen können, in der sich die Teilnehmenden sicher fühlen.

INFO 35 Die Gruppenregeln
In diesem Informationsblatt wird die Bedeutung der Gruppenregeln als Basis für die Arbeit dargestellt und wie wir sie achtsam und interaktiv einführen können.

INFO 36 Die Grundhaltung der Achtsamkeit in der therapeutischen Beziehung
In der MBCT verstehen sich Therapeut:innen als Begleiter:innen, die Teilnehmenden gelten als Expert:innen ihrer eigenen Erfahrung. Dieses Informationsblatt beleuchtet, wie diese Haltung in der Beziehung umgesetzt werden kann und welche Herausforderungen dabei entstehen.

INFO 37 Inquiry
Inquiry ist ein zentrales Element in der MBCT. Es vertieft die persönliche Erfahrung der Teilnehmenden und setzt sie in einen größeren Zusammenhang. Dieses Blatt gibt Einblick in Bedeutung und Potenzial einer gut geführten Inquiry.

INFO 38 Umgang mit schwierigen Situationen im Rahmen der Gruppendynamik
MBCT ist kein psychotherapeutisches Gruppenangebot, dennoch beeinflussen Gruppendynamiken das Erleben und Lernen der Teilnehmenden. Dieses Infoblatt zeigt Beispiele herausfordernder Dynamiken und deren Bedeutung für die Kursleitung.

INFO 34 • E

Vertrauensaufbau und Arbeitsgrundlage in der MBCT

Wie in jeder Therapie ist der Aufbau einer vertrauensvollen Beziehung sowohl im Vorgespräch als auch in den Gruppensitzungen von entscheidender Bedeutung. Vertrauen wird in der MBCT durch Empathie, Transparenz, klare Kommunikation und Akzeptanz geschaffen. Im Vorgespräch können Therapeut:innen Vertrauen aufbauen, indem sie zuhören, empathisch und transparent sind. In der Gruppe ist es wichtig, eine respektvolle, offene Atmosphäre zu schaffen, in der die Teilnehmer:innen sich sicher fühlen können, ihre Gedanken und Gefühle zu teilen. Was hilft, einen vertrauensvollen Raum zu schaffen?

Im Vorgespräch

- **Sicherer Raum:** Wir stellen klar, dass das Vorgespräch vertraulich ist. Wir versichern, dass die Teilnehmer:innen selbst bestimmen, was sie in der Gruppe von sich mitteilen möchten und dass wir sie auf das, was sie hier teilen, nicht in der Gruppe ansprechen werden.
- **Aktives Zuhören:** Wir zeigen echtes Interesse und Empathie für die Anliegen der Person, hören aufmerksam zu, ohne zu urteilen, und signalisieren dadurch Respekt und Verständnis.
- **Empathie:** Wir öffnen uns für die Anliegen der potenziellen Teilnehmenden und lassen uns innerlich auf sie ein. Dies fördert das Gefühl, verstanden und akzeptiert zu werden.
- **Offenheit und Transparenz:** Wir erklären im Vorgespräch klar den Ablauf der MBCT, was die Teilnehmer:innen erwartet und was wir in der Gruppe tun werden.
- **Nonverbale Kommunikation:** Wir verkörpern durch eine empathische und offene Körpersprache die Haltung der Achtsamkeit und Zugewandtheit.

In der Gruppe

Im nächsten Schritt ist der Aufbau von Vertrauen in der Gruppe wichtig, indem wir eine Atmosphäre schaffen, die zu Offenheit, Akzeptanz und Respekt führt.

- **Förderung von Achtsamkeit und Präsenz:** In der Gruppe liegt der Fokus auf Achtsamkeit, sodass jede:r Teilnehmer:in immer wieder unterstützt werden kann, im Moment präsent zu sein. Diese gemeinsame Praxis kann ein Gefühl der Verbundenheit und des Vertrauens schaffen.
- **Wertschätzung der Vielfalt:** Wir schaffen einen Raum, in dem jede Person der Gruppe respektiert wird, unabhängig von ihren individuellen Erfahrungen und Herausforderungen.
- **Rituale und Struktur:** Eine regelmäßige, strukturierte Praxis kann Vertrauen fördern. Zu wissen, was in der Sitzung zu erwarten ist, hilft den Teilnehmer:innen, sich auf den Prozess einzulassen.
- **Nicht-urteilende Haltung:** Wir schaffen einen sicheren Raum, in dem niemand perfekt sein muss und in dem es kein Richtig oder Falsch gibt.
- **Selbstoffenbarung und Vorbildfunktion:** Als Kursleitung können wir, wenn es den Prozess unterstützt, auch unsere eigenen Erfahrungen teilen, um den Teilnehmer: innen zu zeigen, dass auch wir »Übende der Achtsamkeit« sind.
- **Klare Erwartungen setzen:** Zu Beginn der Gruppensitzungen sollten die Erwartungen an Verhalten und Kommunikation deutlich gemacht werden (z. B. Vertraulichkeit, respektvoller Umgang, keine Bewertungen).

Die Gruppenregeln

Regeln sind wichtig, um das Vertrauen in die Gruppe zu stärken. Dabei verstehen wir die Gruppenregeln im MBCT-Kurs als Achtsamkeitspraxis. Dies bedeutet, dass sie nicht als Einschränkungen oder Verbote wahrgenommen werden, sondern als eine Einladung zur achtsamen, respektvollen Interaktion mit sich selbst und mit anderen. Diese Herangehensweise fördert nicht nur die persönliche Achtsamkeit, sondern stärkt auch die Gemeinschaft innerhalb der Gruppe. Wenn man sie als Einladung zur Achtsamkeit und zum bewussten Handeln versteht, dann erhalten sie eine tiefere, unterstützende Dimension für die Teilnehmenden.

(1) **Zu Beginn des Kurses klarstellen:** Am ersten Tag des Kurses ist es wichtig, die Gruppenregeln direkt zu besprechen und zu klären, warum sie wichtig sind. Dies sorgt dafür, dass alle Teilnehmenden von Anfang an wissen, was erwartet wird.
(2) **Gemeinsam erarbeiten:** Eine gute Methode ist, die Teilnehmer:innen zu ermutigen, gemeinsam zu überlegen, welche Regeln sie für den Kurs als wichtig erachten. Dies fördert das Gefühl von Mitbestimmung und Engagement. Die Kursleitung kann die Vorschläge dann in eine formelle Liste von Regeln überführen.
(3) **Klarheit und Transparenz:** Es sollte deutlich gemacht werden, dass die Einhaltung der Regeln nicht nur für das Wohlergehen der Gruppe insgesamt, sondern auch für das persönliche Wachstum und die Achtsamkeitspraxis der Teilnehmenden von Vorteil ist.
(4) **Vorbildfunktion der Kursleitung:** Die Kursleitung sollte die Gruppenregeln selbst vorleben, besonders in Bezug auf Vertraulichkeit, Respekt und Achtsamkeit. Dies setzt den Ton für die Gruppe und fördert ein positives Klima.

Worin bestehen die Gruppenregeln im MBCT-Kurs?

(1) **Vertraulichkeit:** Alles, was in der Gruppe besprochen wird, bleibt in der Gruppe. Das schafft ein Gefühl der Sicherheit und Offenheit.
(2) **Respekt und Zuhören:** Wir hören uns achtsam zu und behandeln uns gegenseitig respektvoll. Dies beinhaltet, dass wir jedem die Möglichkeit geben, seine Gedanken und Erfahrungen ohne Unterbrechung zu teilen.
(3) **Selbstverantwortung:** Die Teilnehmenden werden ermutigt, Verantwortung für ihre eigene Praxis und ihr eigenes Wohlbefinden zu übernehmen. Sie sind nicht verpflichtet, alles zu teilen, aber sie werden ermutigt, ihre Erfahrungen ehrlich zu reflektieren.
(4) **Keine Bewertungen:** Wir schaffen einen Raum, der frei ist von Bewertungen. Es geht nicht darum, richtig zu sein, sondern darum, Erfahrungen zu teilen, ohne sie zu beurteilen.
(5) **Offenheit und Akzeptanz:** Alle Gefühle und Gedanken sind willkommen. Es wird eine Atmosphäre geschaffen, in der sich jeder und jede mit seinen / ihren eigenen Erfahrungen einbringen kann, ohne sich schämen zu müssen.
(6) **Verbindlichkeit und Pünktlichkeit:** Eine regelmäßige Teilnahme und pünktliches Erscheinen sind wichtig, um eine Kontinuität in der Gruppe und der Praxis zu gewährleisten.
(7) **Sanfte Kommunikation:** Bei der Kommunikation sprechen wir respektvoll und von unseren eigenen Erfahrungen. Wir kommentieren andere Teilnehmende nicht und geben uns auch gegenseitig keine Ratschläge, es sei denn, wir werden ausdrücklich darum gebeten.

Die Grundhaltung der Achtsamkeit in der therapeutischen Beziehung

Achtsamkeit kann auf mehreren Ebenen dem vorherrschenden psychotherapeutischen Behandlungsparadigma widersprechen, insbesondere in Bezug auf die Art und Weise, wie psychotherapeutische Prozesse normalerweise gestaltet werden. Die Achtsamkeitspraxis, wie sie in der MBCT integriert ist, stellt eine andere Herangehensweise dar, die sich mit einigen traditionellen Konzepten und Methoden, die in vielen gängigen Therapieschulen vorherrschen, in Spannung befindet. Hier sind einige zentrale Widersprüche:

(1) Veränderung durch Nicht-verändern-Wollen

Traditionelle Therapieansätze (z. B. Kognitive Verhaltenstherapie oder Psychodynamische Therapie) zielen oft darauf ab, Veränderung herbeizuführen – sei es durch das Umstrukturieren von Gedanken (wie in der Kognitiven Verhaltenstherapie) oder durch das Bearbeiten von unbewussten Konflikten (wie in der Psychodynamischen Therapie). Achtsamkeit hingegen zielt darauf ab, die Patient:innen in den jetzigen Moment zu bringen und zu lernen, Erfahrungen zu akzeptieren, anstatt sie zu verändern. In der Achtsamkeitspraxis geht es nicht um Vermeidung oder Veränderung von Gedanken und Gefühlen, sondern um das Akzeptieren und Erleben der gegenwärtigen Erfahrung ohne Bewertung.

Der Widerspruch liegt darin, dass Achtsamkeit die Vorstellung von Veränderung als zentralen Bestandteil des therapeutischen Prozesses infrage stellt. Stattdessen legt Achtsamkeit den Fokus darauf, den Umgang mit schwierigen Gefühlen und Gedanken und somit die Beziehung dazu zu verändern, anstatt diese direkt zu verändern.

(2) Das Streben nach Kontrolle vs. Loslassen

In vielen psychotherapeutischen Modellen wird von Patient:innen erwartet, dass sie kognitiv und emotional Kontrolle erlangen, z. B. durch das Erlernen von Strategien zur Gedankenmodifikation oder durch das Aufdecken und Bearbeiten von unbewussten Konflikten. Achtsamkeit jedoch lädt ein, die Kontrolle loszulassen und zu akzeptieren, was im Moment ist. In der Achtsamkeitspraxis geht es nicht darum, die Gedanken oder die Gefühle zu kontrollieren oder zu lenken, sondern darum, den Fluss der Gedanken und Gefühle ohne Widerstand oder Urteile zu beobachten. Dies schließt auch das Beobachten und Würdigen des Widerstands und der Tendenz, zu urteilen, mit ein. Diese Herangehensweise widerspricht der Vorstellung, dass Kontrolle notwendig ist, um psychisches Wohlbefinden zu erlangen, und stellt eine Herausforderung für diejenigen dar, die eher an einen direktiven, problemlösungsorientierten Ansatz gewohnt sind. Dies betrifft die Therapeut:innen ebenso wie die Patient:innen. Auch hier kann das Bestreben nach Kontrolle (verständlicherweise) zunächst im Vordergrund stehen.

(3) Fokus auf Problemorientierung vs. Achtsamkeit auf den Prozess

Viele psychotherapeutische Methoden sind stark problemorientiert. Therapeut:innen arbeiten üblicherweise mit den Patient:innen daran, spezifische Probleme zu identifizieren, zu analysieren und Lösungen zu entwickeln. Ziel ist es, das Problem zu lösen oder das Verhalten zu ändern. In der Achtsamkeit liegt der Schwerpunkt eher auf der Beobachtung des Prozesses: Wie fühle ich mich im Moment? Was passiert mit meinen Gedanken und Gefühlen? Die Achtsamkeitspraxis legt den Fokus auf das Erleben und das Akzeptieren von inneren Prozessen, statt sich ausschließlich auf die Lösung von Problemen zu konzentrieren.

Dies kann dem gängigen therapeutischen Paradigma widersprechen, das sich stärker auf die aktiven Schritte zur Problemlösung fokussiert, und stellt die Frage, ob und wie in traditionellen Therapieansätzen der Fokus auf den Prozess anstelle der Problemlösung berücksichtigt wird.

Die Grundhaltung der Achtsamkeit in der therapeutischen Beziehung

(4) Therapeutische Rolle als Experte vs. Begleiter

In vielen Therapieformen sind die Therapeut:innen die Experten, die das Wissen und die Interventionen beisteuern, um die Patient:innen zu verändern oder ihnen zu helfen. Therapeut:innen diagnostizieren, bieten Lösungen an oder geben Anleitung, um die Symptome zu lindern oder das Verhalten zu ändern.

In der Achtsamkeitspraxis werden Therapeut:innen eher als Begleiter:innen oder Lehrer:innen wahrgenommen, die den Betroffenen helfen, sich selbst zu entdecken, anstatt als Expert:innen, die die Veränderung direkt anleiten. Behandelnde begleiten die Patient:innen dabei, in Kontakt mit sich selbst zu kommen, ihre eigene Weisheit zu entdecken und ihre eigenen Lösungen zu finden.

(5) Zielorientierung vs. Prozessorientierung

In traditionellen therapeutischen Ansätzen gibt es häufig klare Ziele, die am Anfang des Therapieprozesses festgelegt werden. Diese Ziele können sich auf die Reduzierung von Symptomen, die Veränderung von Verhaltensweisen oder das Lösen von psychischen Konflikten beziehen.

Achtsamkeit in MBCT ist prozessorientiert und legt den Fokus darauf, die Erfahrung des Moments zu erleben, anstatt ein bestimmtes Ergebnis zu erzwingen. Die Therapie ist nicht linear, der Prozess selbst ist das Ziel – im Gegensatz zu der Idee, konkrete Symptome sofort zu behandeln oder zu lösen.

(6) Aktive Veränderung von kognitiven Mustern vs. Beobachtung der Gedanken

In Ansätzen wie der Kognitiven Verhaltenstherapie liegt der Fokus auf der aktiven Veränderung von dysfunktionalen Denkmustern. Die Patient:innen lernen, diese Gedanken zu hinterfragen und umzustrukturieren, um ihre emotionale Reaktion zu verändern.

In der Achtsamkeitspraxis geht es hingegen nicht darum, die Gedanken zu verändern, sondern sie zu beobachten und zu akzeptieren, wie sie sind. Die Patientin lernt, sich nicht mit den Gedanken zu identifizieren, sondern sie als vorübergehende Phänomene wahrzunehmen. Diese passive Haltung steht im Widerspruch zu dem aktiven Ansatz, den viele traditionelle psychotherapeutische Methoden verfolgen.

Fazit

Die Achtsamkeitspraxis stellt in vielerlei Hinsicht einen Paradigmenwechsel dar, da sie dem vorherrschenden therapeutischen Ansatz widerspricht, der sich oft auf die aktive Veränderung von Gedanken, Emotionen oder Verhaltensweisen konzentriert. Achtsamkeit fordert eine Zurückhaltung von aktiven Interventionen und fördert eine Haltung der Akzeptanz und Beobachtung des Erlebens. Während traditionelle Therapieansätze oft auf schnelle Lösungen und eine aktive Problemlösung ausgerichtet sind, geht es in der Achtsamkeit darum, den Prozess zu erleben, zu akzeptieren und in Kontakt mit der eigenen inneren Weisheit zu treten. Diese innere Haltung muss von der Therapeutin verkörpert werden und das gelingt nur authentisch durch die eigene Erfahrung in der Meditation und im Umgang und der inneren Anwendung der Prinzipien der Achtsamkeit. Das kann nicht theoretisch vermittelt werden. In dem gesamten Ansatz der MBCT finden sich viele Aspekte, die wir humanistischen Therapieansätzen wie der Gestalttherapie, der Gesprächspsychotherapie oder der Körperpsychotherapie zuordnen können.

Inquiry

Ein relevanter Teil der MBCT ist dem Inquiry gewidmet. Es ist ein unverzichtbarer und hochwirksamer Bestandteil des Achtsamkeitstrainings. Inquiry lässt sich als ein offenes, neugieriges, empathisches Gespräch beschreiben, in dem individuelle Erfahrungen der Teilnehmenden innerhalb der Gruppe erkundet werden. Es geht dabei neben den Erfahrungen selbst um die Reaktionen auf diese Erfahrungen, um Reaktionsmuster, den größeren Kontext, in dem sich solche Muster beobachten lassen und um ihre Implikationen. Das Inquiry wird durchgeführt im Anschluss an eine gemeinsame Meditationspraxis oder auch im Rahmen der Erfahrungen, die die Teilnehmenden bei der Anwendung von Achtsamkeit in ihrem Alltag machen und soll helfen, ihre Wahrnehmungen zu hinterfragen und neue Perspektiven zu entwickeln. Gleichzeitig lernen durch ein erforschendes Inquiry-Gespräch auch alle anderen Gruppenmitglieder und die Therapeutin hat die Möglichkeit, die Lernpunkte der jeweiligen Stunde zu verdeutlichen, indem sie die Erkenntnisse aus dem Einzel-Inquiry auf eine allgemeinmenschliche Erfahrungsebene bezieht.

Wichtig

Inquiry ist gelebte Achtsamkeit in der Beziehung. In der Art, wie wir im erforschenden Gespräch (Inquiry) mit den Patient:innen in Kontakt sind, werden die Aspekte, die MBCT und das Achtsamkeitstraining ausmachen, durch die Therapeut:innen verkörpert. Diese sind Ergebnisoffenheit, die Haltung des Erforschens anstatt Veränderungen anzustreben sowie die Prozessorientierung und das Vertrauen in die Fähigkeit zur Einsicht und darin, dass die Patient:innen die Expert:innen ihrer eigenen Erfahrungen sind. Die Therapeut:innen dienen den Patient:innen durch ihre Fragen oder Impulse und öffnen einen Raum, in dem sie ihre Erfahrungen besser verstehen können.

Inquiry ist nicht nur eine Technik zur Selbstreflexion, sondern auch ein therapeutischer Prozess, der darauf abzielt, die kognitive Flexibilität zu fördern und den Kontakt der Patient:innen zu ihrer eigenen inneren Weisheit zu fördern. Inquiry wird in der MBCT in verschiedenen Kontexten angewendet. In der Praxis findet Inquiry häufig in Form von offenen Fragen statt, die den Patient:innen helfen, ihre Erfahrungen zu hinterfragen und zu erforschen. Diese Fragen sind darauf ausgerichtet, die Patient:innen zu einer tieferen Reflexion zu führen, die sowohl den Inhalt als auch die Form ihrer Gedanken und Gefühle betrachtet.

Fazit • Was lernen die Teilnehmenden durch den Inquiry-Prozess?

- Sie lernen, die Elemente zu unterscheiden, aus denen unsere Erfahrung besteht, vor allem Körperempfindungen, Gefühle, Gedanken und Handlungsimpulse.
- Sie können die universellen Gewohnheiten und Muster des menschlichen Geistes erkennen.
- Sie können Denk- und Verhaltensgewohnheiten, welche Lernen, Wachstum oder Heilung behindern können, besser wahrnehmen und erforschen.
- Inquiry kann einen (verkörperten) Weg anbieten, auch mit schwierigen Erfahrungen gut umzugehen
- Inquiry fördert die Haltung von Selbstfreundlichkeit und Mitgefühl.
- Inquiry ermöglicht direktes erfahrungsbasiertes Lernen zu den Kernthemen der jeweiligen Kurseinheit.

Inquiry

Ein typisches Inquiry besteht aus verschiedenen Phasen:

- **Beobachtung:** Die Patientin beschreibt eine aktuelle Erfahrung oder ein spezifisches Gedankenmuster.
- **Erforschung:** Die Therapeutin stellt offene Fragen, z. B. »Was passiert, wenn du diesen Gedanken hast?« oder »Wie fühlt sich dieser Gedanke in deinem Körper an?«
- **Reflexion:** Die Patientin wird dazu ermutigt, die Qualität und Wirkung der Gedanken und Gefühle zu untersuchen und neue Einsichten zu gewinnen.

Beispiel

Die Gruppe hat den Body Scan gemacht und die Therapeutin lädt zum Austausch ein.

T: Was haben Sie erlebt beim Body Scan, wer möchte sich mitteilen?

P: Ich glaube, die Übung ist nichts für mich, ich kann das nicht.

T: Danke für die Mitteilung. Darf ich da etwas fragen?

P: Ja, bitte.

T: Mögen Sie einmal beschreiben, was Sie im Body Scan erlebt haben?

P: Ich war sehr unruhig, überall hat es gezwickt und gejuckt und ich konnte mich gar nicht konzentrieren. Ich kann das einfach nicht.

T: Gehen wir einmal schrittweise vor. Sie haben sich hingelegt und wir haben mit der Übung begonnen. Wie haben Sie denn die Unruhe als erstes wahrgenommen?

P: Es fing gleich an mit Gedanken an meinen Alltag und Sorgen. So nach dem Motto, jetzt liege ich hier rum und soll meinen Körper spüren. Wie soll mir das denn helfen, mit meiner Depression umzugehen. Ich habe wichtigeres zu tun?

T: Das ist interessant, was haben Sie dann als nächstes gespürt?

P: Unruhe in den Beinen. Ich wollte am liebsten aufstehen. Und dann haben sich die Gedanken immer mehr verselbständigt und es sind Ängste gekommen, dass ich das hier alles nicht schaffe und mir das alles auch nicht hilft.

T: Ah, da sind also Körperempfindungen in den Beinen spürbar geworden und der Handlungsimpuls, aufzustehen. Wie sind Sie damit umgegangen?

P: Ich bin natürlich liegen geblieben und habe die Übung und die Unruhe ausgehalten.

T: Kommt Ihnen dieses Muster bekannt vor?

P: Na klar, das ist bei mir immer so, deshalb bin ich ja hier, um zu lernen, wie ich diese Gedanken stoppen kann.

T: Na, dann ist der Body Scan ja genau richtig für Sie. In dieser Übung können Sie genau das üben, was Sie lernen wollen. Und Sie müssen diese Gedanken und Impulse nicht loswerden, sondern Sie können lernen, sie zu erkennen und dann einen anderen Umgang damit üben. Vielen Dank.

In dem Inquiry erschafft die Therapeutin einen offenen Raum und führt die Patientin zu ihrer direkten Erfahrung, nämlich der Unruhe in den Beinen. Mit echtem Interesse wird dann die Erfahrung näher erforscht und am Ende kann die Patientin sehen, dass sie die Übung nicht falsch gemacht hat, sondern dass hier ein Potenzial drinsteckt, ihr Muster zu verändern.

Inquiry

Die Herausforderungen des Inquiry für Therapeut:innen

Insgesamt erfordert Inquiry in MBCT eine sehr bewusste, achtsame und selbstreflektierte Haltung seitens der Therapeutin. Die Therapeutin muss sich immer wieder bewusst machen, dass es nicht darum geht, Antworten zu liefern, sondern die Patient:innen zu befähigen, durch ihre eigenen Erfahrungen und Perspektiven zu lernen und zu wachsen.

(1) **Balance zwischen Führung und Offenheit**: Hier geht es um den Wunsch, durch den Prozess zu führen, und den Wunsch, den Patient:innen Raum zu geben, um eigene Entdeckungen zu machen. Zu viel Führung kann das Gefühl der Selbstwirksamkeit einschränken, während zu wenig Führung den Prozess in die Irre führen kann.

(2) **Vermeidung von Interpretation und Urteilsbildung**: Ein zentraler Aspekt von Inquiry ist, sich bewusst von der Versuchung zu lösen, die Gedanken und Emotionen der Patient:innen zu analysieren oder zu bewerten. Dies erfordert eine hohe Selbstreflexion und Achtsamkeit seitens der Therapeut:innen.

(3) **Herkunft der Frage**: Therapeut:innen sind herausgefordert, sicherzustellen, dass ihre Fragen offen und neugierig sind, anstatt die Patient:innen in eine bestimmte Richtung zu lenken. Die Fragen sollen den Patient:innen helfen, ein tieferes Verständnis für sich selbst zu entwickeln. Dies ist eine schwierige Balance, damit die Fragen der eigenen Erfahrung der Patient:innen gegenüber sowohl hilfreich als auch respektvoll sind.

(4) **Emotionale Intensität der Patient:innen**: Manche Patient:innen können starke Reaktionen erleben, wenn sie mit schmerzhaften Gedanken oder Gefühlen konfrontiert werden. Therapeut:innen müssen lernen, diese Momente zu halten, ohne zu sehr in den Prozess einzugreifen oder die Patient:innen übermäßig zu unterstützen. Es kann eine Herausforderung sein, den Raum für diese intensiven Erfahrungen zu bewahren, ohne den Patient:innen zu überfordern.

(5) **Eigene Achtsamkeit der Therapeut:innen**: Die Fähigkeit der Therapeut:innen, selbst achtsam zu sein und im Moment präsent zu bleiben, ist entscheidend. Die Therapeut:innen achten darauf, ihre eigenen Reaktionen oder Bewertungen nicht in den Raum zu bringen, um die Patient:innen nicht unbeabsichtigt zu beeinflussen.

(6) **Vermeidung von Technisierung**: Ein weiteres Problem kann sein, dass die Inquiry-Methode als »Technik« behandelt wird, die eine bestimmte Lösung bringen soll. Therapeut:innen müssen sich davor hüten, Inquiry zu einem reinen Werkzeug zu machen, anstatt es als einen Prozess des offenen, achtsamen Erkundens zu verstehen.

(7) **Den Raum des Nicht-Wissens halten:** Therapeut:innen müssen offen sein, den Raum des Nicht-Wissens zu betreten und aus dieser inneren Haltung heraus in Kontakt zu sein und die Beziehung zu gestalten.

Fazit

Im erforschenden Gespräch verkörpern wir als Achtsamkeitsanleiterin also wirkliches Interesse, Neugier, Offenheit, Geduld, Stabilität und Präsenz. Wir sind offen für das, was sich entfaltet und im jeweiligen Moment zeigt, dies können wir vorher nicht wissen. Es entfaltet sich im Gespräch eine Begegnung von Mensch zu Mensch. Jedes Mal, wenn wir die Teilnehmer:innen einladen, ihre Erfahrungen zu beschreiben, öffnen wir uns für dieses Nicht-Wissen. Und in diesem Raum, den wir schaffen, kann auch leidvolles Erleben auftauchen und gehalten werden, mit Mitgefühl und Freundlichkeit.

Umgang mit schwierigen Situationen im Rahmen der Gruppendynamik

MBCT ist ein Achtsamkeitstraining bzw. ein Schulungsprogramm zur Rückfallprophylaxe. Es geht im Kurs darum, Raum für achtsame Reflexion und Praxis zu schaffen, ohne eine tiefergehende psychotherapeutische Arbeit zu leisten. Deshalb wird im MBCT-Kurs auch nicht mit der Gruppendynamik gearbeitet, wie es in einer Therapiegruppe möglich ist. Vielmehr gilt die Regel: »Everything to the teacher« – »Wenden Sie sich mit allem an die Lehrerin«. Diese Regel dient dazu, die Rolle der Kursleitung als Moderatorin, Begleiterin und soziale Anlaufstelle zu stärken. Dadurch wird ein sicherer Rahmen für alle Teilnehmenden geschaffen, um sich auf die Achtsamkeitspraxis zu konzentrieren. Im Kontext des MBCT-Kurses geht es darum, den Raum für achtsames Lernen und Üben zu schützen. Gruppendynamiken finden aber natürlicherweise dennoch statt. Sie können herausfordernd sein, aber die Kursleitung kann mit achtsamer Moderation und klaren Vereinbarungen dafür sorgen, dass alle Teilnehmenden eine ausgewogene und wertschätzende Erfahrung machen können und sich im Lernprozess unterstützt fühlen.

Es folgen einige Beispiele für schwierige Gruppendynamiken, die herausfordernd sein können.

(1) Unterschiedliches Engagement
Einige Teilnehmende sind sehr engagiert, teilen regelmäßig ihre Erfahrungen und reflektieren aktiv, während andere eher passiv bleiben und sich kaum äußern. Dies könnte die Gruppenkohärenz und das Gefühl der Gemeinschaft stören.

Beispiel

Ein Teilnehmender spricht immer wieder sehr offen über schmerzhafte Erlebnisse – eine schwere Trennung, Einsamkeit oder tiefe Selbstzweifel. Währenddessen bleiben andere eher zurückhaltend, nicken gelegentlich oder äußern sich nur knapp. Die Dynamik fühlt sich unausgewogen an.

(2) Dominante Persönlichkeiten
Ein Teilnehmender könnte die Tendenz haben, immer als Erster zu sprechen oder die Diskussionen zu dominieren, was für die anderen Teilnehmenden frustrierend sein kann.

Beispiel

In einer Runde zur Achtsamkeitspraxis erzählt ein Teilnehmender detailliert von seiner Woche, seiner Arbeit und seinen Erfahrungen, ohne anderen Raum zu geben. Es entsteht der Eindruck, dass nur diese eine Person »gehört« wird, während andere sich nicht trauen, sich zu äußern.

(3) Übermäßige Bescheidenheit oder Zurückhaltung
Meistens gibt es Teilnehmende, die sich nur sehr schwer in die Gruppendiskussion einbringen, aus Angst vor Bewertung oder einfach aufgrund von Schüchternheit.

Beispiel

Eine Person bleibt während der gesamten Sitzung still und gibt nur sehr begrenzte oder gar keine Rückmeldung. Die anderen in der Gruppe fragen sich, ob diese Person sich ausgeschlossen fühlt.

Umgang mit schwierigen Situationen im Rahmen der Gruppendynamik

(4) Vermeidung von Themen

Manche Teilnehmende vermeiden bewusst das Sprechen über bestimmte Themen, die ihnen unangenehm oder schwierig erscheinen, ohne dass dies als therapeutische Blockade betrachtet werden kann. Sie könnten Schwierigkeiten haben, sich auf die Übungen einzulassen.

Beispiel

Eine Person verzichtet darauf, an einer Übung zu Selbstmitgefühl teilzunehmen, weil sie sich mit dem Thema nicht wohlfühlt, ohne dass sie das direkt kommuniziert. Das führt zu einer indirekten Ausgrenzung, da sie nicht den gleichen Raum wie die anderen einnimmt.

(5) Übermäßige Fachsimpelei oder Theorieorientierung

Es gibt auch Teilnehmende, die dazu neigen, sich stärker auf theoretische oder intellektuelle Diskussionen zu konzentrieren, anstatt sich auf die Achtsamkeitspraxis und die eigenen Erfahrungen zu fokussieren.

Beispiel

Eine Teilnehmerin geht bei jeder Übung auf wissenschaftliche Hintergründe oder Theorie ein und stellt die praktische Anwendung in den Hintergrund. Dies lenkt die anderen Teilnehmenden von der praktischen Erfahrung ab.

Umgang mit Gruppendynamiken im MBCT

Es handelt sich hierbei um Interaktionsmuster der verschiedenen Persönlichkeiten der Teilnehmenden. Um ein respektvolles und unterstützendes Umfeld zu schaffen, kann die Kursleitung z. B. folgendermaßen reagieren:

- **Achtsame Moderation**: Freundlich darauf hinweisen, wenn sich jemand zu sehr in den Vordergrund stellt, ohne dies zu kritisieren. Sie könnte sagen: »Es ist wunderbar, dass Sie so engagiert teilnehmen. Ich lade auch die anderen ein, ihre Gedanken zu teilen.«
- **Unterstützung bei Zurückhaltung**: Wenn jemand wenig teilt, könnte die Kursleitung behutsam und erst einmal allgemein dazu einladen, ohne Druck auszuüben: »Vielleicht mögen ja diejenigen, die bisher wenig gesagt haben, auch etwas teilen.«
- **Förderung von Reflexion**: Um das Thema der intellektuellen Diskussionen zu steuern, könnte die Kursleitung dazu ermuntern, mehr auf das persönliche »Fühlen«, statt auf das »Denken« zu achten, z. B. »Lassen Sie uns schauen, was in unserer Erfahrung während der Übung auftaucht.«

Fazit

Insgesamt ist es im MBCT-Kurs wichtig, mit den Gruppendynamiken achtsam umzugehen und einen Raum zu schaffen, in dem sich jede Person sicher fühlt, sich auszudrücken und zu wachsen. Durch respektvolle Kommunikation und offene, empathische Moderation können Herausforderungen gelöst und der Kurs zu einem förderlichen Raum für alle gemacht werden.

6 Was sind die wichtigsten Techniken und Strategien in der MBCT?

In diesem Kapitel werden zunächst die Unterschiede zwischen formeller und informeller Übungspraxis erläutert. Es werden die Hauptübungen des Kurses vorgestellt sowie spezifische achtsamkeitsbasierte Arten, die Selbsterforschung sowohl im Kurskontext als auch im Alltag anzuregen.

Informationsmaterial dieses Kapitels

INFO 39 Die formelle und die informelle Praxis in der MBCT
Dieses Informationsblatt führt die Begriffe formelle und informelle Praxis ein und erläutert die Haltung, die in beiden Situationen das Wesentliche ist.

INFO 40 Die formellen Übungen
In den folgenden Informationen werden die einzelnen Übungen des Kurses ausführlich bezüglich der Durchführung und der Nachbesprechung dargestellt. Die erste Erfahrung mit Achtsamkeit am ersten Abend des Kurses ist achtsames Essen, indem traditionell drei Rosinen mit allen Sinnen erforscht werden, bevor sie dann gegessen werden. Die zweite Achtsamkeitsübung, die ebenfalls am ersten Abend eingeführt wird, ist die achtsame Erforschung des Körpers. Beim Body Scan wird die Aufmerksamkeit bewusst für einige Zeit auf einen bestimmten Bereich des Körpers gelenkt und die sich zeigenden Erfahrungen werden erforscht.

INFO 41 Sitzmeditation
INFO 42 Erweiterungen der Sitzmeditation
Die Sitzmeditation ist ein zentraler Bestandteil des MBCT-Programms und wird am zweiten Abend eingeführt. Im Laufe des Kurses wird die Grundanleitung erweitert um verschiedene Fokusse, die auf dem Informationsblatt »Erweiterungen der Sitzmeditation« tabellarisch aufgelistet werden.

INFO 43 Achtsame Bewegungsübungen
Den Körper in Bewegung erfahren und sich mit seinen Grenzen zu befassen ist eine weitere Möglichkeit der formellen Achtsamkeit. Die hier gewählten Übungen entstammen dem Hatha-Yoga und sind auch für Menschen ohne Vorerfahrungen geeignet.

INFO 44 Gehmeditation
Die Gehmeditation ist eine weitere Art der Meditation in Bewegung. Sie kann sowohl als formale Praxis als auch als informelle Praxis dienen.

INFO 45 Der 3-Schritte-Atemraum
Das »Rückgrat« der MBCT wird am dritten Abend eingeführt und im Laufe des weiteren Kurses ergänzt. Der 3-Schritte-Atemraum verkörpert die Absicht des Programms, aus dem Autopiloten-Modus auszusteigen und in den Sein-Modus zu wechseln. Es handelt sich um eine kurze Übung, die jederzeit angewendet werden kann. Nach der Durchführung des 3-Schritte-Atemraums können eventuell noch schwierige Gefühle, Gedanken oder Körperempfindungen übrig sein. Mit den erläuterten Ergänzungen kann ein anderer Umgang damit gefunden werden.

INFO 46 Achtsamkeit im Alltag
Wie findet die Achtsamkeit in den Alltag? In diesem Informationsblatt werden Anregungen dafür gegeben, wie vielfältig die Möglichkeiten des Alltags sind, diesen achtsam zu erleben.

INFO 47 Hausaufgaben
Die Hausaufgaben sind eine bedeutsame Stütze des Kurses. Sie dienen der Vertiefung der Praxis, der Etablierung neuer neuronaler Netzwerke durch Unterbrechung der üblichen Alltagsreaktivität und sie dienen teilweise als Vorbereitung für die darauffolgende Sitzung.

INFO 39 • V

Die formelle und die informelle Praxis in der MBCT

Merke

Als **formelle Praxis** werden alle Übungen und Meditationen verstanden, für die man sich ein konkretes Zeitfenster einplant, Störungsquellen versucht zu minimieren und eine spezifische innere und äußere Haltung einnimmt. Die innere Haltung ist die der »absichtsvollen, nicht wertenden Lenkung der Aufmerksamkeit auf den gegenwärtigen Augenblick« (Kabat-Zinn, zitiert nach Michalak et al. 2024), die es in jedem Moment des Abgelenkt-Seins neu zu entwickeln gilt.

Als **informelle Praxis** wird jede Handlung im Alltag verstanden, die mit der oben beschriebenen inneren Haltung ausgeführt wird.

Bei der Durchführung von formellen Achtsamkeitsübungen geht es nicht darum, ein bestimmtes Ziel zu erreichen. Es gibt auch kein Richtig oder Falsch. Die Einladung lautet, mit der Aufmerksamkeit im gegenwärtigen Augenblick zu bleiben, das Vorhandene bewusst wahrzunehmen und eine akzeptierende Haltung einzunehmen. Schweift die Aufmerksamkeit ab, so wird dies zunächst bewusst und nicht wertend zur Kenntnis genommen, bevor man wieder sanft zur Übung zurückkehrt.

Jede Alltagshandlung kann als informelle Praxis gelten, wenn sie mit der absichtsvollen, nicht wertenden Lenkung der Aufmerksamkeit auf den gegenwärtigen Augenblick durchgeführt wird. Häufig führen wir eine Alltagshandlung aus, sind in Gedanken jedoch woanders. Diese Abgelenktheit vom gegenwärtigen Moment lässt sich jederzeit bei Alltagshandlungen beobachten.

Wichtig • Allgemeine Aspekte der Anleitungen der Übungen während des Kurses

- Es gibt kein bestimmtes Ziel, das es zu erreichen gilt.
- Es gibt kein Richtig oder Falsch.
- Hinweis auf die momentane Erfahrung, die so ist, wie sie ist.
- Ablenkung wahrnehmen, bewusst und nicht wertend.
- Sanft zur Übung zurückkehren.

Die formellen Übungen

Die Rosinenübung

Die erste formelle Achtsamkeitsübung des MBCT-Kurses ist eine Übung in achtsamem Essen. Die Übung lädt dazu ein, dieses kleine alltägliche Objekt mit allen Sinnen so zu erforschen, als würde man ihm zum ersten Mal im Leben begegnen. Das beginnt mit der Gewohnheit, etwas sofort beim Namen zu nennen, obwohl wir DIESE spezifische Rosine noch nie gesehen haben. Die Kursleiterin begleitet durch die Übung, sie teilt drei »Objekte« aus und bittet darum, dass auf alle aufkommenden Gedanken, Gefühle und Körperempfindungen geachtet wird. Bereits hier ist eine große Spanne an Erfahrungen möglich, beginnend mit Mögen / Nicht-Mögen, Langeweile (»Habe ich schon mal gemacht«), alten Regeln (»Mit Essen spielt man nicht«) etc. Anschließend wird eingeladen, sich vorzustellen, man würde das Objekt jemanden am Telefon erläutern, während die Rosine nun tatsächlich mit allen Sinnen nacheinander erforscht wird.

Im anschließenden Gruppengespräch werden die Erfahrungen ausgewertet. Hier wird erstmals das erforschende Gespräch (Inquiry) in der Gruppe angewendet. Das Ziel der Exploration ist es, automatische Gewohnheiten, emotionale und mentale Muster bewusst wahrzunehmen. Hierbei werden einige Eigenschaften und Mechanismen des Denkens und Fühlens in Verbindung mit körperlichen Reaktionen deutlich und verständlich. Die Kursleitung ermutigt die Teilnehmenden, sich auf die unmittelbaren Wahrnehmungen der Empfindungen aus der Erfahrung mit allen Sinnen zu beziehen. Auf welche Weise zeigen sich Unterschiede zur gewöhnlichen Alltagserfahrung beim Essen einer Rosine?

Beispiel • Inquiry

TN: Ich konnte mich gar nicht konzentrieren auf die Rosine, weil ich ständig dachte, was soll das, das habe ich doch schon mindestens dreimal gemacht!

KL: Also Ihnen ist aufgefallen, dass da ein Gedanke, ein vergleichender Gedanke, war.

TN: Ja genau, der war total stark. Irgendwie hat mich das aber auch genervt, weil ich wollte ja schon ausprobieren, wie das mit der Rosine ist.

KL: Sie sagen, der Gedanke hat genervt. Wenn es für Sie okay ist, darüber zu sprechen, wo im Körper hat sich dieses »Genervtsein« gezeigt?

TN: Hm, so in der Stirn, ich glaube, die ziehe ich dann immer kraus. Ich gucke dann auch unter mich und kriege einen steifen Nacken und denke: Mist, jetzt geht das wieder los!

KL: Danke, dass Sie so offen darüber sprechen! Der Körper reagiert also auf den Gedanken und Sie können das bei genauerer Betrachtung deutlich wahrnehmen.

TN: *(schmunzelt etwas)* Stimmt. Und das alles wegen einer kleinen Rosine, die nichts dafür kann!

KL: Stimmt, die Rosine kann nichts dafür. Und gleichzeitig ist dies ein sehr schönes Beispiel dafür, wie schnell wir in den Autopilot-Modus hineingeraten, ohne es zu merken.

Dieses Beispiel illustriert, dass es beim Inquiry darum geht, die tatsächliche Erfahrung zu erforschen, wie und wo sie sich im Körper zeigt. An diesem ersten Kursabend kann aus der spezifischen Erfahrung des Einzelnen von der Kursleitung der Gesamtzusammenhang zum Kursinhalt wiederhergestellt werden.

Die formellen Übungen

Der Body Scan

Die zweite große Achtsamkeitsübung, die am ersten Abend des Kurses eingeführt wird, ist der Body Scan. Sich dem Körper zuzuwenden ist eine Möglichkeit, in eine achtsame und unmittelbare Beziehung zu den Erfahrungen zu treten. Es gibt verschiedene Gründe, warum dies für Menschen, die ehemals depressiv oder ängstlich waren, von besonderem Nutzen ist. Allgemein gesprochen können Gefühle, Gedanken und der Körper nicht getrennt betrachtet werden. Der Organismus ist als zusammenwirkende Gesamtheit zu verstehen, fast jeder Gedanke löst ein Gefühl aus (auch wenn wir dieses nicht immer bemerken). Jedes Gefühl hat ein somatisches Korrelat. Intensive Gefühle wie Traurigkeit, Hoffnungslosigkeit oder Ärger können sich nicht nur in Gedanken oder geistigen Vorgängen ausdrücken, sondern werden als Verspannungen im Nacken oder im unteren Rücken, als Druck auf der Brust, Missempfindungen im Bauchbereich oder als »Kloß im Hals« spürbar. Diese körperlichen Empfindungen nicht als isolierte, möglicherweise krankheitsassoziierte Phänomene zu bewerten, sondern als körperliche Ausdrucksformen des zugrundeliegenden Gefühls, ermöglicht eine umfassendere Sichtweise auf alle Erfahrungen. Der Body Scan bietet nun eine konkrete Alternative, den Schwerpunkt der Aufmerksamkeit aus dem Kopf heraus in das Gewahrsein des Körpers zu verlagern. Er kann im Liegen, im Sitzen oder auch im Stehen durchgeführt werden und dauert zwischen 30 und 45 Minuten.

Bei dieser Übung lenken die Teilnehmer:innen ihre Aufmerksamkeit zunächst einige Minuten auf das Atmen. Danach wandern sie mit ihrer Aufmerksamkeit systematisch durch den ganzen Körper. Die einzelnen Regionen werden möglichst bewusst und achtsam wahrgenommen. Zum Abschluss der Übung wird das Gefühl des Körpers in seiner Gesamtheit erfahren.

Merke

Beim Body Scan wird in die Körperregion »hineingespürt«, nicht »hingedacht«. Wenn die Körperwahrnehmung »nichts spüren« ist, so ist dies die aktuelle Erfahrung. Entspannung und Wohlbefinden können sich einstellen, *sind aber nicht das Ziel*! Wahrzunehmen, dass da Verspannungen, Unruhe oder Unlust sind, ist genauso wertvoll und dient der Entwicklung von Offenheit und Akzeptanz.

Typische Rückmeldungen, die im Gruppengespräch auftauchen, sind:

- Das hat so lange gedauert, ich wurde ganz ungeduldig.
- Ich bin eingeschlafen.
- Mir ging es zu schnell weiter, ich war an vielen Stellen noch nicht fertig.
- An vielen Stellen habe ich nichts gespürt.
- Mein Tinnitus / Schmerz im Knie / Rückenschmerzen ist viel intensiver geworden.
- Irgendwie war es angenehm, so zu liegen und nichts zu müssen.

Sitzmeditation

Sitzmeditation mit Fokus auf dem Atem
Am zweiten Kursabend wird die erste Sitzmeditation eingeführt. Die Sitzmeditation wird im Verlauf des Kurses zeitlich ausgedehnt und es kommen neue »Objekte« der Fokussierung hinzu. Die Grundlage dieser Meditationsform ist der Fokus der Aufmerksamkeit auf einem einzelnen »Objekt«, in diesem Fall dem Atem.

Sitzhaltung. Die Teilnehmenden werden zunächst bezüglich der Sitzhaltung angeleitet: Sie können wählen zwischen dem Sitzen auf einem Stuhl, einem Hocker, einem Meditationskissen oder -bänkchen. Ein wichtiger Aspekt ist, dass die Hüften etwas höher sind als die Knie. Beim Sitzen auf einem Stuhl sollten die Füße flach auf dem Boden sein. Die Teilnehmenden werden eingeladen, eine Haltung von Würde und Wachheit einzunehmen, mit geradem Rücken, ohne dabei steif zu sein, den Kopf in neutraler Haltung, das Kinn leicht Richtung Brustbein gesenkt. Die Hände können aufeinander im Schoß ruhen oder auf den Oberschenkeln, die Schultern möglichst entspannt.

Zunächst wird die Aufmerksamkeit einige Momente lang auf den Körper gerichtet, die Sitzhaltung wird »von innen heraus« wahrgenommen sowie die Stellen des Körpers, die Kontakt zur Unterlage haben. Nun werden die Teilnehmenden eingeladen, die Bewegungen des Körpers beim Atmen wahrzunehmen und die Stelle zu wählen, an der diese Bewegungen am deutlichsten spürbar sind. Für die kommenden 10 Minuten soll dies der »Anker« der Aufmerksamkeit sein.

Aufgabe. Die Aufgabe lautet, die Körperempfindungen wahrzunehmen, die beim Einatmen in seiner vollen Länge entstehen sowie die, die beim Ausatmen in seiner vollen Länge entstehen. Es kann auch wahrgenommen werden, dass zwischen Ein- und Ausatmung jeweils eine kleine Pause sein kann. Von Zeit zu Zeit wird der Geist wandern und wenn dies bemerkt wird, soll zu dem vorher festgelegten Anker zurückgekehrt werden mit einer freundlichen, nicht kritisierenden Haltung.

Schwierigkeit. Es ist eine universelle Erfahrung, dass der Geist mehr oder weniger unruhig ist und zu wandern beginnt. Dies als eine neutrale Tatsache immer wieder zu erwähnen, hilft den Teilnehmenden, Abgelenkt-Sein nicht als Fehler zu betrachten, sondern als einen Moment der Achtsamkeit, der ihnen eine Wahl eröffnet: zurückzukehren zu der eigentlichen Aufgabe. Hier greift die Sitzmeditation das gleiche Prinzip auf, das auch schon im Body Scan geübt wurde.

Merke

Egal wie häufig die Ablenkung stattfindet, die Aufgabe bleibt immer die Gleiche: den Geist jedes Mal wieder zurück zum festgelegten Fokus bringen, unabhängig davon, wohin er gerade gewandert ist.

Sitzmeditation

Beispiel • Inquiry nach der Sitzmeditation

TN: Das ist ganz schön schwer! Ich dachte erst, das kriege ich locker hin, 10 Minuten auf den Atem zu fokussieren, aber Nein.

KL: Danke, dass Sie da so offen sind! Möchten Sie mehr dazu sagen, was Sie mit »schwer« meinen?

TN: Ja, klar. Ich meine mit »schwer«, dass ich nach vielleicht zwei Atemzügen sonst wo mit den Gedanken war. Ich weiß noch nicht mal, wo.

KL: Also Ihnen ist aufgefallen, dass die Ablenkung aus den Gedanken bestand.

TN: Ja, und als ich das bemerkt habe, dachte ich, das kann doch nicht sein, das ist doch nicht so schwer, jetzt streng dich doch mal an.

KL: Da kamen dann also noch mehr Gedanken und so wie Sie das sagen, klingen die ganz schön unfreundlich und verurteilend.

TN: Ja, total. Hm, da fällt mir auf, dass ich meistens so mit mir rede. Das macht mich irgendwie traurig.

Die Kursleitung kann an dieser Stelle entscheiden, ob sie mit dem einzelnen Teilnehmer die persönliche Erfahrung des Traurig-Werdens und der damit verbundenen Körpererfahrung näher erforscht oder sich an die Gruppe wendet und dies als Beispiel für das Thema des Abends nimmt (»im Kopf leben«).

An dem zweiten Kursabend wird die Sitzmeditation mit Fokus auf dem Atem 10 Minuten lang durchgeführt und als Teil der Hausaufgaben vorgestellt. An den weiteren Kursabenden werden jeweils neue Fokusse der Aufmerksamkeit eingeführt.

Fazit

Die Sitzmeditation ist eine weitere Übung, um sich im Moment zu verankern und den wandernden Geist zu erkennen. Sie fördert eine freundliche Haltung gegenüber sich selbst und unterstützt die Akzeptanz eigener Empfindungen, Bewertungen und Widerstände. Die Flexibilität der Aufmerksamkeit wird geübt, indem die Aufmerksamkeit immer wieder auf den eigentlichen Fokus gerichtet wird. Gleichzeitig lernen wir, die tatsächliche Erfahrung ohne Etikettierungen zu beobachten und wiederkehrende Muster im Geist sowie im Körper zu erkennen.

Erweiterungen der Sitzmeditation

Die Grundstruktur der Meditationen bleibt immer gleich: Zu Beginn wird die Sitzhaltung fokussiert, dann wird der Fokus auf die Bewegungen des Atems gerichtet. Im Weiteren werden im Laufe des Kurses die in der nachfolgenden Tabelle aufgelisteten Fokusse eingeführt. Der folgende Ablauf wird angeleitet:

- Körperhaltung wach und würdevoll
- Wahrnehmung der Körperhaltung
- Fokus auf die Stelle, wo die Bewegungen des Körpers beim Atmen am deutlichsten spürbar ist (Festlegung des »Ankers«)
- wiederholter Hinweis, dass der Geist die Eigenschaft des Wanderns hat
- wiederholter Hinweis auf die Aufgabe: die Aufmerksamkeit auf freundliche Weise absichtsvoll zum Fokus zurückzubringen
- Kommen und Gehen der Einatmung und der Ausatmung von Anfang bis Ende spüren
- Aspekt des Kommens und Gehens aller Erscheinungen immer wieder benennen
- nach 5–10 Minuten den Hinweis geben, den aktuellen Fokus zu verlassen und sich auf den neuen einzustellen

»Objekt« der Aufmerksamkeit	Wird eingeführt in Sitzung	Hinweise zur Anleitung	Mögliche Schwierigkeiten	Umgang mit Schwierigkeiten
Körper	3	Anfänglich werden 10–15 Minuten Achtsamkeit des Atems geübt. Im Anschluss den Körper als Ganzes wahrnehmen mit den sich ständig ändernden Mustern an Bewegungen und Empfindungen.	Intensität der Empfindungen kann sehr stark werden.	Absichtsvolles Entscheiden zwischen Haltung verändern oder still bleiben und den Fokus auf die intensive Erfahrung bringen. Die Muster der Empfindung genau erforschen.
Hören	4	Geräusche aus dem Außen oder dem Innen wahrnehmen – nicht nach ihnen suchen, sondern sie auf das Ohr treffen lassen wie auf ein Mikrofon.	Benennung des Geräusches mit Bewertung ist alltäglich.	Tonhöhe, Frequenz, Lautstärke untersuchen; »Hören findet statt«; Tendenz zur Benennung wahrnehmen und zum Geräusch zurückkehren; Kommen und Gehen fokussieren.

Erweiterungen der Sitzmeditation

»Objekt« der Aufmerksamkeit	Wird eingeführt in Sitzung	Hinweise zur Anleitung	Mögliche Schwierigkeiten	Umgang mit Schwierigkeiten
Gedanken	4	Denken als geistige Aktivität, als Ereignisse im Geist, wahrnehmen.	In die »Geschichten« der Gedanken hineingeraten. In die emotionale »Ladung« gesogen werden.	Das Auftauchen und Vergehen der Gedanken wahrnehmen; wie sie sich durch »den Raum des Geistes« bewegen. Die Stelle des Körpers fokussieren, wo das unangenehme Gefühl am deutlichsten spürbar ist.
»Offenes Gewahrsein«	5	Keine spezifische Absicht bezüglich des Fokus: Es taucht eine momentane Erfahrung im Raum des Geistes auf, das Kommen und Gehen von Moment zu Moment beobachten, ohne einzugreifen.	Verwirrung, sich verloren fühlen.	Es ist jederzeit möglich, zum Atem oder einem Geräusch als Anker zurückzukehren.

Erläuterungen zu den Erweiterungen

- **Ausdehnung der Körperempfindungen vom Atem auf den Körper als Ganzes**: Optionen anbieten, bezüglich der möglichen Beobachtungsfelder. Hinweise geben für die Situation, dass Empfindungen intensiv werden können, wie damit umgegangen werden kann.
- **Wahrnehmung des Hörens:** Es können offensichtliche Geräusche oder subtile wahrnehmbar sein, Geräusche von außen oder von innen, die Stille zwischen den einzelnen Geräuschen. Die Geräusche als Empfindungen wahrnehmen, wie ein Mikrophon aufnehmen, die sinnlichen Eigenschaften wie Tonlage, Klangfarbe, Lautstärke und Dauer wahrnehmen. Das Kommen, Verweilen und wieder Vergehen eines Geräusches bemerken. Wenn bemerkt wird, dass Gedanken, Benennungen und Bewertungen über die Geräusche bestehen, zurückzukehren zu der eigentlichen Wahrnehmung der Geräusche.
- **Gedanken und Gefühle:** Mit diesen ähnlich umgehen wie mit Geräuschen – bemerken, wie sie auftauchen und wieder gehen. Wiederkehrende Muster erkennen und wie sie sich entwickeln und ihren Einfluss auf Stimmung und Körperempfindungen beobachten lernen.
- **Offenes Gewahrsein:** Offene Aufmerksamkeit auf alles legen, was sich von Moment zu Moment entfaltet und sich in Atem, Körper, Gedanken, Geräuschen, Gefühlen etc. zeigt.

INFO 43 • E

Achtsame Bewegungsübungen

Viele Menschen finden es leichter, sich körperlicher Zustände gewahr zu werden, während sich der Körper bewegt.

Ziele der achtsamen Bewegungsübungen ab der dritten Woche:

- Gewahrsein zu den Erfahrungen und Empfindungen des Körpers bringen und diese »von innen« spüren lernen
- alte Gewohnheitsmuster des Geistes erkennen lernen, insbesondere solche, die mit Anstrengung und ein Ziel erreichen verbunden sind
- mit körperlichen Grenzen und der Intensität der Bewegung arbeiten, dabei die eigenen Beschränkungen akzeptieren lernen mit neuen Wegen der Selbstfürsorge

Die genannten Ziele werden über verschiedene Bewegungsaspekte und Gegensätze erfahrbar. Um eine bestimmte Position zu halten, braucht es Anstrengung – bei der Rückkehr in die Ausgangslage wird diese losgelassen. Muskelspannung wandelt sich dann oft in Wärme oder Schwere. Im Umgang mit Anstrengung und Dehnung begegnet man eigenen Grenzen. Werden gesteckte Übungsziele nicht erreicht, wird die diskrepanzbasierte Verarbeitung aktiv und dies kann zu innerer Spannung führen – und bei Missachtung des aktuellen Körperempfindens sogar zu Verletzungen. Die Teilnehmenden stellen häufig fest, dass sie trotz der »Ziellosigkeit« der Übungen auf verschiedene Weise profitieren können: Durch die auftretenden Körperempfindungen lernen sie mehr über ihren Körper, der dabei geschmeidiger wird. Zudem unterstützt das Üben, zwischen den Körperteilen, die die Übung durchführen und denen, die gerade nicht beteiligt sind, zu unterscheiden. Durch diese Art der Übungspraxis wird der Unterschied zwischen Dehnen und Anstrengung erfahrbar, der Respekt für die Grenzen des Möglichen kann sich in den Alltag übertragen.

Beispiel • Inquiry nach der Yoga-Praxis am dritten Kursabend

TN: Die letzten Monate konnte ich mich kaum bewegen, ich hatte durch die Medikamente so viele Schmerzen, das hat mir Angst gemacht. Als Sie immer wieder sagten, dass es okay ist, dass das jetzt halt die Grenze ist, habe ich mir mehr zugetraut.

KL: Wären Sie einverstanden, wenn wir das noch etwas näher erforschen würden?

TN: Ja, gern. Im Beruf muss ich mich ja viel bewegen, diese Kraftlosigkeit ist mir total fremd.

KL: Sie sagten, Sie hätten sich mehr zugetraut durch meine Ansage, dass es okay ist, die Grenze zu würdigen.

TN: Ich habe gemerkt, dass es mein Anspruch war, mehr zu schaffen, das hat sich angefühlt wie ein Strick, der zieht. Als ich die Aufmerksamkeit auf die tatsächliche Bewegung gelenkt habe, wurde es irgendwie weicher und das Bein ging etwas höher. Das hat mich überrascht.

In der nächsten Sitzung berichtet der Teilnehmer, er habe die Übungen die Woche über wiederholt durchgeführt und sei erstaunt, dass er sich etwas beweglicher fühle.

INFO 44 • E

Gehmeditation

Bei der Gehmeditation handelt sich um eine weitere Möglichkeit, das Gewahrsein für Körperempfindungen auszudehnen. Dabei dient die Gehmeditation als Brücke zwischen formaler Praxis in den Alltag hinein, indem diese Alltagshandlung verlangsamt und mit Achtsamkeit durchgeführt wird. Wie bei den anderen Achtsamkeitsübungen verwenden wir die Bewegungen und die Empfindungen beim Gehen, um im gegenwärtigen Moment anzukommen. Die Aufgabe lautet, alle Gedanken und Gefühle, die die Bewegungen begleiten, loszulassen und die Empfindungen von Moment zu Moment wahrzunehmen.

Gehen wird üblicherweise als Möglichkeit gesehen, von A nach B zu kommen, wir nutzen es zielgerichtet. Bei der Gehmeditation gibt es kein Ziel, das es zu erreichen gilt, außer der Bewusstwerdung aller Empfindungen der Bewegungen beim Gehen als solches. Trotz dieser »Ziellosigkeit« ist es möglich, die Gehmeditation auf dem üblichen Weg zum Bus durchzuführen, in dem z. B. ein Teil des Weges bewusst in einem anderen Tempo gegangen wird und der Fokus zu den Empfindungen gelegt wird. Für sehr unruhige Menschen kann die Gehmeditation (wie auch die anderen Bewegungsübungen des Programms) eine hilfreiche Übung sein. In Bewegung zu sein, kann sich für z. B. Menschen mit Traumafolgestörungen »sicherer« anfühlen als still zu sitzen, der Körper wird mit seinen Grenzen klarer, der Kontakt zum Boden unter den Füßen wird als »Erdung« wahrgenommen.

Durchführung der Gehmeditation

- Man wählt eine Strecke von 10–20 Schritten. Zunächst wird das Stehen wahrgenommen: Wo haben die Füße Kontakt zur Unterlage, wie verteilt sich das Gewicht?
- Die Hände können vor oder hinter dem Körper verschränkt werden, sie können auch an der Seite hängen. Der Blick ist am Nasenrücken entlang Richtung Boden gerichtet. Es ist hilfreich, nicht unmittelbar vor sich auf den Boden zu schauen, um Spannungen im Nacken zu vermeiden. Ein längerer Blick direkt nach unten auf die Füße kann die Stimmung negativ beeinflussen.
- Die Absicht, loszugehen, wahrnehmen.
- Das Gewicht auf ein Bein verlagern, das Anheben des Spielbeins aufmerksam beobachten, den Fuß absetzen. Erneute Gewichtsverlagerung, den anderen Fuß nach vorne setzen. Diesen Bewegungsablauf achtsam für die gesamte Gehstrecke wiederholen.
- Am Ende der Gehstrecke zunächst Stehen, die Umgebung wahrnehmen, eine Vierteldrehung, erneut orientieren, eine weitere Vierteldrehung, stehen. Die Strecke nun zurück gehen.

Dieser Ablauf wird traditionell mindestens 20 Minuten durchgeführt. Die Anleitung lautet, den wandernden Geist immer wieder zur unmittelbaren Erfahrung des Gehens, des Bewegungsablaufes, zurückzuführen.

Der 3-Schritte-Atemraum

Der 3-Schritte-Atemraum (oder 3-Minuten-Atemraum) ist eine Übung, die speziell für MBCT entwickelt wurde. Sie ist als Brücke gedacht zwischen den längeren formellen Meditationen und der »informellen« Praxis im Alltag. Die Überführung der Erfahrungen aus der formellen Praxis in das Alltagsleben ist erfahrungsgemäß schwierig, sie scheitert allzu oft an den Gewohnheiten des Geistes, des Autopiloten-Modus. Der 3-Schritte-Atemraum (Breathing Space) soll genau das ermöglichen: einen Moment des Atem-Schöpfens, den Raum eröffnen, wenn schwierige Gedanken, Gefühle oder Körperempfindungen die Aufmerksamkeit binden und zu automatisierten Handlungen und / oder Gedankenmustern führen würden.

Wichtig

Die Hauptintention dieser kurzen Übung ist der Wechsel vom (getriebenen) Tun-Modus in den Sein-Modus. Dieser Aspekt ist bedeutsam, denn bei einer so kurzen Übung laufen die Teilnehmenden Gefahr, sie einzig und allein als »Auszeit« aus dem Trubel zu betrachten und / oder erwarten, dass sie ein unmittelbares Ergebnis erzielen müsste.

Der 3-Schritte-Atemraum stellt das »Rückgrat der MBCT« (Segal et al., 2015, S. 418) dar, indem er einen schnellen und effektiven Weg bietet, sich in den Sein-Modus zu begeben, wenn es im Alltag erforderlich ist. Die Fertigkeit, die in dieser Übung gelehrt wird, ist die absichtsvolle und flexible Anwendung von zwei Formen von Aufmerksamkeit: eine »Weitwinkel-Aufmerksamkeit« sowie eine begrenzte »Engwinkel-Aufmerksamkeit«.

Um die Übung zu beginnen, wird zunächst eine Haltung der aufrechten Öffnung, verbunden mit einem Gefühl von Würde, eingenommen. Bereits diese Veränderung der Körperhaltung betont das absichtsvolle »Aufwachen« aus dem Autopilot-Modus, der Bereitschaft, sich dem zuzuwenden, was von Moment zu Moment auftaucht.

- Im **ersten Schritt** wird einige Momente lang (oder eine Minute lang) neugierig wahrgenommen und anerkannt, welche Erfahrungen jetzt gerade da sind in Gedanken, Gefühlen und im Körper. Der Fokus liegt also auf dem Gewahrsein. Dies ist die »Weitwinkel-Einstellung«.
- Im **zweiten Schritt** wird die Sammlung (der »Engwinkel«) betont, die Aufmerksamkeit wird gezielt auf einen spezifischen Fokus gelenkt – die Wahrnehmung des Atems an der Stelle, wo dieser im Moment am deutlichsten spürbar ist. Dieser Fokus wird eine Minute lang aufrechterhalten. Sollte der Geist in dieser Zeit wandern (was er tun wird), so lautet die Anleitung, die Aufmerksamkeit behutsam, aber entschieden, zum Fokus des Atems zurückzukehren. Für den Fall, dass Menschen mit einer Traumafolgestörung im Kurs sind (Vorgespräch!) bieten Sie einen alternativen »Anker« an, z. B. die Wahrnehmung der Fußsohlen oder Geräusche.
- Im **dritten Schritt** wird eine Minute lang vom Atem ausgehend der Blick geweitet auf den Körper als Ganzes, während man sich wieder dem gesamten Spektrum der Erfahrungen öffnet. Erst danach wird sich dem Alltagsgeschehen zugewandt.

Eine hilfreiche bildliche Metapher für den Ablauf ist eine Sanduhr (s. Abb. unten): Oben hat sie eine weite Öffnung, in der Mitte befindet sich eine Engstelle und die Basis ist wieder weit.

Der 3-Schritte-Atemraum

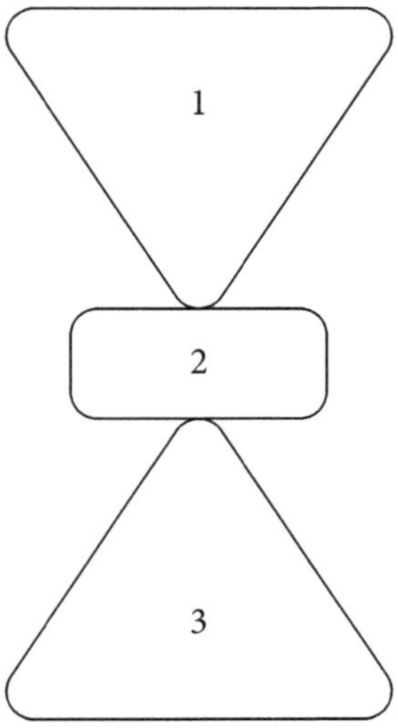

Im **ersten Schritt** wird einige Momente lang (oder eine Minute lang) neugierig wahrgenommen und anerkannt, welche Erfahrungen jetzt gerade da sind in Gedanken, Gefühlen und im Körper. Der Fokus liegt also auf dem Gewahrsein, die »Weitwinkel-Einstellung«.

Im **zweiten Schritt** wird die Sammlung (der »Engwinkel«) betont, die Aufmerksamkeit wird gezielt auf einen spezifischen Fokus gelenkt.

Im **dritten Schritt** wird eine Minute lang vom Atem ausgehend der Blick geweitet auf den Körper als Ganzes, während man sich wieder dem gesamten Spektrum der Erfahrungen öffnet.

Abbildung Ablauf des 3-Schritte-Atemraums als Sanduhr

Der 3-S-A wird am dritten Abend eingeführt und in den kommenden Wochen ist er Teil der Hausaufgaben. Zunächst soll er dreimal täglich geübt werden, zu festgelegten Zeiten, damit sich möglichst zügig ein neuronales Netzwerk etabliert. Ab der vierten Woche sollen die Teilnehmenden ihn zusätzlich anwenden, wenn sie bemerken, dass sie sich im Autopilot-Modus gefangen fühlen (responsiv-beantwortend). Hierfür bietet sich die Metapher einer Tür an, die entdeckt wird, wenn man sich in einem heißen, stickigen Raum befindet und durch die Öffnung der Tür sich ein neuer, kühlerer Raum zeigt.

Beispiel • Inquiry bei der Besprechung der Hausaufgaben nach Woche 3

TN: Ich habe den nicht so oft gemacht, wie Sie gesagt haben. Ich fand es aber trotzdem interessant, dass dieser kurze Moment irgendwas verändert hat.

KL: Wären Sie bereit, Näheres über das Interessante herauszuarbeiten?

TN: Klar. Was soll ich sagen?

KL: Vielleicht zunächst, wann das war, als Ihnen das Interessante auffiel.

TN: Das war gleich morgens nach dem Aufwachen. Normalerweise werde ich wach und denke erst mal, wie blöd der Tag wieder werden wird, all das Unbewältigte. Und dann will ich mir schon die Decke wieder über den Kopf ziehen. Da fiel mir die Hausaufgabe ein und ich dachte: Schlimmer geht nimmer und habe das ausprobiert. Danach war es mir irgendwie leichter und ich dachte: Ach, mach dir erst mal einen Kaffee.

KL: Sie beschreiben eine für Sie wohl alltägliche Erfahrung, das Unbehagen beim Wachwerden. Das könnte man jetzt ja auch genauer erforschen, wo sich das alles im Körper zeigt und welchen Effekt das auf die Stimmung hat. Für den Moment finde ich es spannend, dass Ihnen in dem Moment die Hausaufgabe einfiel und Sie es ausprobiert haben. Da war wohl ein Moment, in dem Sie den Autopilot-Modus bemerkt haben und den 3-Schritte-Atemraum genutzt haben, um in den Sein-Modus zu kommen und so was wie eine andere Möglichkeit tauchte auf.

Der 3-Schritte-Atemraum

Erweiterungen des 3-Schritte-Atemraums als Antwort (responsive)
In den folgenden Kursabenden werden jeweils zusätzliche Möglichkeiten eingeführt, die als »Antwort« dienen sollen, wenn nach dem anfänglichen Atemraum negative Gefühle oder urteilende Gedanken anwesend sind. Im Englischen wird der Begriff *responsive* verwendet.
Wiedereintritt. Die erste und einfachste Möglichkeit, den vorhandenen unangenehmen Erfahrungen zu begegnen, ist es, dies aus dem Sein-Modus heraus zu tun, aus dem sich durch die erweiterte Perspektive andere Möglichkeiten eröffnen können. So wird angeregt, dass der 3-Schritte-Atemraum immer der erste Schritt ist, wenn eine unangenehme Erfahrung auftaucht.
Die Tür des Körpers. Die Tür des Körpers wird am fünften Abend eingeführt. Schwierigkeiten gehen häufig mit negativen Gefühlen einher. Es wird angeregt, nach dem eigentlichen Atemraum zunächst das Gefühl möglichst genau zu benennen: »Da ist Ärger«, oder »Da ist Traurigkeit«. Ein Gefühl ist mit einer spezifischen Körperempfindung verbunden, z. B. Anspannung, Enge oder Druck. Eine freundliche Aufmerksamkeit wird zu diesen Stellen des Körpers gelenkt und der Atem kann benannt werden: »Einatmen … Ausatmen.« Es ist auch möglich, am Ende der Einatmung und am Ende der Ausatmung zu zählen: Einatmen eins, ausatmen eins; einatmen zwei, ausatmen zwei usw. (bis 5 und dann wieder von vorne). Alternativ können die Qualitäten der Empfindungen untersucht werden. Hierdurch ist es möglich, sich der Erfahrung zuzuwenden, statt von ihr überwältigt zu werden. Hilfreich ist die freundliche Haltung des Zulassens, verbunden mit einem Satz: Es ist okay, was immer es ist, ich bin bereit, es zu fühlen.
Die Tür der Gedanken. Bereits im ersten Schritt des Atemraums ist die Wahrnehmung der Gedanken Teil der Übung. Möglicherweise ist das auffälligste Merkmal der Erfahrung, dass urteilende und selbstkritische Gedanken vorhanden sind. Sollten diese Denkmuster nach Durchführung der Übung noch vorhanden sein, gibt es mehrere Möglichkeiten, sich anders auf das Denken zu beziehen. Hierzu gibt es verschiedene Möglichkeiten:

- die Gedanken aufschreiben
- ihr Kommen und Gehen im Geist beobachten
- sie als geistige Vorgänge statt als Tatsachen zu sehen
- untersuchen, ob sie aus einem bestimmten Stimmungszustand entstehen (z. B. Angst, Traurigkeit, Einsamkeit oder Erschöpfung)

All diese Strategien unterstützen die Teilnehmenden darin, die Kernaussage zu überprüfen: Wir sind mehr als unsere Gedanken und Gedanken sind keine Tatsachen (selbst solche, die vorgeben, welche zu sein).
Die Tür der angemessenen Aktivität. In der Depression ist es wichtig, das Aktivitätsniveau aufrecht zu erhalten. Deshalb wird die Übung genutzt, um sich zu fragen: »Was wäre jetzt ein weiser und mitfühlender Umgang mit der Situation?« Hierdurch soll ein alternativer Umgang mit der vorhandenen Schwierigkeit ermöglicht werden. Insbesondere eine niedergeschlagene Stimmung kann die Fähigkeit schwächen, eine Idee zu generieren, welche Handlung jetzt sinnvoll sein könnte, und sei sie noch so klein. Die Betonung liegt hier auf dem selbstfürsorglichen Handeln.

Wichtig

Der 3-Schritte-Atemraum verkörpert die Absicht der MBCT: in einer Haltung von Selbstmitgefühl und Entscheidungsfähigkeit alten Mustern des Denkens und Fühlens gegenüberstehen.

INFO 46 • E

Achtsamkeit im Alltag

Ab der ersten Kurswoche werden die Teilnehmenden eingeladen, jeweils eine Alltagsaktivität mit Achtsamkeit durchzuführen. Sie sollen versuchen, diese eine Aktivität täglich bewusst wahrzunehmen. Diese Anregung zählt zur informellen Praxis und sie dient dazu, sich immer wieder bewusst zu werden, wie oft wir geistig woanders sind. Diese Praxis fördert die Fähigkeit, das eigene Bewusstsein kontinuierlich auf den gegenwärtigen Moment zu richten, wodurch negative Denkmuster und automatische Reaktionen erkannt und transformiert werden können.

Beispiel • Zähneputzen

TN: Ich hatte mir vorgenommen, das Zähneputzen achtsam durchzuführen. Dabei fiel mir auf, dass ich normalerweise schon alles durchgehe, was ich am Tag zu tun haben werde und wie ich mich auf einmal gehetzt fühlte.

KL: Danke, das ist ein sehr schönes Beispiel! Wo im Körper haben Sie denn das »Gehetzt-Fühlen« wahrgenommen?

TN: Hm, weiß nicht so genau, so im Schulterbereich, der Nacken hat sich verspannt.

KL: Und wie sind Sie damit umgegangen, als Sie das bemerkt haben?

TN: Na ja, das mit der Verspannung merke ich jetzt erst, wo Sie mich das gefragt haben, wo ich das im Körper gespürt habe. In dem Moment habe ich einfach nur gedacht: Mensch, jetzt gönn dir doch wenigstens die Zeit beim Zähneputzen. Die kommenden Tage habe ich mich dann immer daran erinnert und es war wie eine Mini-Pause im Alltag.

Dieses Beispiel zeigt, wie erhellend es sein kann, eine alltägliche Tätigkeit mit Achtsamkeit durchzuführen. Der Teilnehmerin wurde bewusst, dass das geistige Nicht-anwesend-Sein einen Effekt hat, sowohl auf der körperlichen Ebene (Verspannung) als auch auf der emotionalen Ebene (sich gehetzt fühlen). Dieser Effekt entgeht uns in der Regel, wenn wir nicht anwesend sind. Dabei ist es dieser Effekt, der für das Gefühl des Gestresst-Seins mitverantwortlich ist und bei Menschen, die die spezifische Vulnerabilität der ehemals Depressiven haben, kann es Anlass zu einem negativen Aufschaukelungsprozess sein. Wenn Achtsamkeit in den Alltag integriert wird, lernen die Teilnehmenden, auch in herausfordernden Situationen eine distanzierte und wohlwollende Haltung zu bewahren, anstatt in gewohnte, oft destruktive Reaktionsmuster zu verfallen.

Es gibt viele einfache und praktische Achtsamkeitsübungen, die im Alltag integriert werden können, um das Bewusstsein für den gegenwärtigen Moment zu fördern. Klassische Empfehlungen beziehen sich auf das Atmen, das Gehen, das Essen, das Lauschen, das Wahrnehmen von Körperempfindungen und das achtsame Warten.

INFO 47 • E

Hausaufgaben

Bereits im Vorgespräch wird darauf hingewiesen, dass der zeitlich größte Teil des Kurses zuhause stattfindet: in Form der Praxiszeit an sechs Tagen die Woche.

Tipp

Der Begriff *Hausaufgaben* ist für viele Menschen unmittelbar mit Erinnerungen und Erfahrungen an die Schulzeit gekoppelt und damit häufig negativ besetzt. Dies kann im Laufe des Kurses Gegenstand der Gruppengespräche werden, wobei es dann darum geht, diese Verknüpfung zu erkennen und sich zu vergegenwärtigen, dass auch Erinnerungen nichts anderes als Gedanken sind, die kommen und gehen.

So wird das eventuelle Unbehagen allein schon bei dem Begriff zu einem Moment der Praxis, indem diese Zusammenhänge erforscht werden. Von dort aus lässt sich eine emotional weniger aufgeladene Entscheidung treffen, die Hausaufgaben zu machen – oder auch nicht. Es geschieht jedenfalls nicht mehr aus der Reaktivität des Autopilot-Modus heraus.

Die Hausaufgaben beinhalten je nach Woche im Rahmen der formalen Praxis

- eine Übung, die die Körpererfahrung unterstützt,
- eine Sitzmeditation mit unterschiedlichen Fokussen sowie
- ab der dritten Woche den 3-Schritte-Atemraum.

Der Atemraum soll zunächst dreimal täglich zu festgelegten Zeiten geübt werden, damit sich möglichst zügig eine Selbstverständlichkeit einstellt. Ab Woche 4 wird dieser zusätzlich antwortend auf eine schlechte Stimmung oder einen negativen Gedanken durchgeführt.

Die informelle Praxis wird zunächst über die achtsame Durchführung der Alltagsaktivität eingeführt und darf sich auf alle Lebensbereiche ausweiten. Zusätzliche Hausaufgaben wie der *Kalender angenehmer Erfahrungen* u. a. dienen dazu, das Thema der nachfolgenden Sitzung inhaltlich vorzubereiten.

7 FAQ

In der praktischen Arbeit mit MBCT treten häufig Herausforderungen auf – etwa bei der Durchführung der Übungen, im Umgang mit individuellen Schwierigkeiten oder mit Nebenwirkungen des Übens. Besonders oft geht es um Unruhe, Widerstand oder mangelnde Motivation zum Üben. Dieses Kapitel behandelt zentrale Fragen der Anwendung und soll Therapeut:innen dabei helfen, Schwierigkeiten zu erkennen, zu verstehen und angemessen zu begegnen, um eine unterstützende Therapieumgebung zu fördern.

Informationsmaterial dieses Kapitels

INFO 48 Wie gehe ich mit Schwierigkeiten wie Unruhe oder Grübeln beim Üben von Achtsamkeit um?
Auf diesem Informationsblatt werden die beiden häufig als Schwierigkeit erlebten Phänomene der körperlichen und geistigen Unruhe angesprochen.

INFO 49 Wie gehe ich mit Nebenwirkungen um?
Während der Meditationspraxis können jederzeit verschiedene, in der Regel vorübergehende Phänomene auftauchen, die als unerwünschte Nebenwirkungen empfunden werden. Auf diesem Informationsblatt werden Vorschläge zum Umgang hiermit angeboten.

INFO 50 Wie gehe ich damit um, wenn Patient:innen nicht üben?
Die möglichst tägliche Übungspraxis ist ein zentraler Baustein der MBCT und deren Wirksamkeit. Auf diesem Informationsblatt wird ein Beispieldialog dargestellt, wie dies näher erforscht werden kann.

INFO 51 Wie gehe ich mit dem Wunsch nach Ratschlägen um?
Anhang einer Fallvignette wird in diesem Informationsblatt ein möglicher Umgang mit dem Wunsch nach einem Ratschlag vorgestellt.

INFO 52 Kann MBCT als Online-Kurs durchgeführt werden?
Auf diesem Informationsblatt werden die Vor- und Nachteile des Online-Settings vorgestellt sowie einige Hinweise zur Durchführung gegeben.

INFO 53 Kann MBCT mit Einzelpsychotherapie kombiniert werden oder im Einzelsetting durchgeführt werden?
Auf welche Weise sich Einzelpsychotherapie und MBCT ergänzen können, wird auf diesem Informationsblatt näher erläutert. Zudem werden die möglichen Modifikationen benannt, derer es bedarf, um aus dem ursprünglichen Gruppensetting ein Einzelsetting zu machen oder einzelne Elemente aus der MBCT in der Einzeltherapie zu verwenden.

Wie gehe ich mit Schwierigkeiten wie Unruhe oder Grübeln beim Üben von Achtsamkeit um?

Eine immer wieder von Teilnehmenden angesprochene »Schwierigkeit« ist körperliche und geistige Unruhe (Grübeln) während der Übungen. Wie darauf von Seiten der Kursleitung eingegangen werden kann, ist von verschiedenen Faktoren abhängig:

- In welcher Kurswoche wird es angesprochen? Am Anfang des Kurses kann es hilfreich sein, bei zunächst möglichst vielen Teilnehmenden auf individueller Ebene durch Inquiry Erkenntnisse über die eigenen Mechanismen zu unterstützen.
- Ist das entsprechende Thema theoretisch schon eingeführt worden? Dann kann die beschriebene individuelle Situation als Alltagsbeispiel für die Theorie benannt werden.
- Wie viel Zeit ist in der Gruppensitzung vorhanden?
- Gibt es eine Gruppenkohäsion?

Die Grundlage für die weitere Erforschung der Erfahrung ist sowohl die *Inquiry* als auch die *Psychoedukation*. In der Regel wird die Schwierigkeit von einem Teilnehmenden angesprochen – der vermutlich nicht der Einzige ist, der diese Erfahrung macht – deshalb empfiehlt sich zunächst das Inquiry.

Beispiel • Inquiry bei Unruhe

TN: Letzte Woche habe ich mehrfach versucht, den Body Scan zu üben. Das ging so weit ganz gut, bis nach einer bestimmten Zeit, ich kann nicht genau sagen, wie lange das gedauert hat, ich eine solche Unruhe in mir hatte, dass ich nicht wusste, was ich machen soll.

KL: Wie schön, dass Sie geübt haben! Das gilt es doch zunächst zu würdigen! Gern können wir die Unruhe näher erforschen, wenn Sie einverstanden sind. Könnten Sie etwas genauer schildern, was Sie wahrgenommen haben?

TN: Das ging in meinem Kopf hin und her, du willst doch üben, das soll doch nützen, aber das soll doch auch zur Selbstfürsorge sein – ist es dann nicht besser, aufzuhören, wenn das so ein Kampf ist … So ging das die ganze Zeit.

KL: Das klingt so, als ob da viele Gedanken gewesen wären.

TN: Ja, stimmt, so ging das die ganze Zeit hin und her in meinem Kopf.

KL: War da eventuell noch mehr in Ihrer Wahrnehmung? Wenn Sie sagen, Sie seien unruhig gewesen, hat sich das ja vielleicht auch im Körper gezeigt?

TN: Hm, ich weiß nicht. Ich glaube, das meiste ist im Kopf. Wenn die Gedanken so jagen. Aber vielleicht, wenn ich jetzt so in mich reinhorche, ist da irgendwie auch Kribbeln im Bauch.

An dieser Stelle ist es möglich, weiterhin auf die persönliche Erfahrung des einzelnen Teilnehmers einzugehen und zunächst auf der individuellen Ebene Überlegungen zum Umgang mit dieser Unruhe anzustellen, die auch achtsame Alternativen beinhalten können. Dies könnte z. B. sein, dass eine Teilnehmende sich entschließt, zunächst einige Zeit eine achtsame Bewegungsübung durchzuführen, bevor sie sich wieder dem Body Scan zuwendet. Eine weitere Alternative für den Umgang in der Gruppe ist es, eine Intervention zu machen, die sich eher an die Gruppe richtet. Es kann sein, dass der Gruppenleitung während des Gespräches mit dem Einzelnen aufgefallen ist, dass mehrere genickt haben. Diese Beobachtung kann aufgegriffen werden: »Ich sehe, dass mehrere in der Gruppe genickt haben, während Sie das berichtet haben. Heißt das, Sie anderen kennen die Erfahrung auch?« Für viele Teilnehmende der Gruppe ist es erleichternd zu hören, dass sie mit ihren Erfahrungen nicht allein

Wie gehe ich mit Schwierigkeiten wie Unruhe oder Grübeln beim Üben von Achtsamkeit um?

sind. Auf diese Weise können alle gemeinsam in der Gruppe Ideen entwickeln, wie sie anders mit der Unruhe umgehen können, außer die Übung einfach abzubrechen.

Wichtig

»Schwierigkeiten« in der Gruppe erforschen ermöglicht mehrere Aspekte:

- Eine interessierte, nicht-wertende, achtsame Haltung kann demonstriert werden.
- Richtig und Falsch sind keine hilfreichen Kategorien – die Erfahrung ist so, wie sie ist.
- Der Moment, in dem die Ablenkung wahrgenommen wird, ist der Moment der Achtsamkeit.
- Die Erfahrung muss nicht gemocht werden.

Entscheidet sich die Gruppenleitung, an dieser Stelle eine Psychoedukation einzubringen, die sich an die ganze Gruppe richtet, so könnte diese folgende Aspekte beinhalten:

- Der Begriff *Schwierigkeiten* enthält bereits eine Bewertung.
- Die tatsächliche Erfahrung ist anders, als ich es erwartet habe und als ich denke, wie sie sein soll.
- Dies kann als alltäglicher Ausdruck des am zweiten Abend vorgestellten »diskrepanzbasierten Problemlösemodus« verstanden werden.

Wie gehe ich mit Nebenwirkungen um?

Im Rahmen des Vorgesprächs sollte auf die Möglichkeit von Nebenwirkungen der Achtsamkeitspraxis eingegangen worden sein. Diese können sein:

- primäre Verschlechterung der Symptomatik
- Zunahme von Ängstlichkeit oder Depressivität
- veränderte Körperempfindungen
- verstärkte Selbstwahrnehmung
- Veränderungen der Sinneswahrnehmungen

Im Vorgespräch sollte eine Übereinkunft getroffen worden sein, dass der / die Patient:in sich bereit erklärt, die Kursleitung im Falle einer Verschlechterung des Befindens oder dem Auftreten von verunsichernden Empfindungen zu informieren. Dies kann im Rahmen der jeweiligen Kursabende erfolgen oder über einen zu vereinbarenden Kanal (Telefon, E-Mail etc.). Die Kursleitung wird entscheiden, ob sie einen zusätzlichen Einzeltermin anbietet, um die Situation besser zu verstehen.

Merke

Klären Sie bereits im Vorgespräch über mögliche Nebenwirkungen auf und sprechen Sie eine Schweigepflichtsentbindung gegenüber niedergelassenen Behandler:innen an.

Im Vorgespräch wurde ebenfalls geklärt, ob es eine(n) niedergelassene(n) psychiatrische(n) oder psychotherapeutische(n) Behandler:in gibt, die / der von der Absicht, an dem Kurs teilzunehmen, informiert ist. Sollte sich die Verschlechterung als länger anhaltend erweisen, so wird zu besprechen sein, ob die / der behandelnde Psychiater:in oder die / der niedergelassene Psychotherapeut:in verständigt wird und man ein gemeinsames Vorgehen berät.

Wie gehe ich mit Nebenwirkungen um?

Beispiel • Auftreten einer Nebenwirkung

TN: Letzte Woche bei der Sitzmeditation zuhause habe ich mich auf einmal irgendwie seltsam gefühlt, das wollte ich gern erzählen, weil ich mir nicht sicher war, ob bei mir noch alles okay ist oder ich jetzt verrückt werde.

KL: Ja bitte, berichten Sie davon, das sollten wir unbedingt besprechen!

TN: Wie gesagt, ich habe die Sitzmeditation gemacht mit dem Fokus auf den Körper und währenddessen haben sich meine Körpergrenzen anders angefühlt, es fühlte sich so an, als würde sich alles ausdehnen, wie so Ringe, hm, wie sage ich es am besten. Ach, Sie kennen doch bestimmt das Michelin-Männchen! So! Ganz dick und rundlich und ausladend!

KL: Oh, das klingt wirklich beeindruckend! Und was haben Sie in dem Moment gedacht und gefühlt?

TN: Also, ich dachte: Hoppla, das ist ja seltsam, wirst du jetzt verrückt? Das hat mich dann schon beunruhigt, dieser Gedanke.

KL: Verstehe ich Sie richtig, dass es der Gedanke, verrückt zu werden, war, was Sie beunruhigt hat, weniger die Körperempfindung als solches?

TN: Das ist eine gute Frage, das ging so schnell, dass der Gedanke kam, ich finde das schwierig zu unterscheiden.

KL: Ja, das geht oft sehr schnell, dass wir eine Körpererfahrung oder ein Gefühl haben und sofort ein Gedanke da ist. Wie ging es denn weiter?

TN: Ich saß da so mit dem Gedanken und der komischen Empfindung und dann verschwand es allmählich wieder. Ich habe eigentlich nichts gemacht, mir ist einfach aufgefallen, dass es von selbst wieder ging. Aber die Frage nach dem Verrücktwerden ist schon irgendwie geblieben.

KL: Vielen Dank, dass Sie uns Ihre Erfahrung zur Verfügung stellen! Das ist für alle sehr wertvoll. Gern möchte ich hier noch einige Anmerkungen machen, die sich für mich aus Ihrer Erfahrung ergeben. Zunächst möchte ich Ihnen versichern, dass solche Körperempfindungen keineswegs Ausdruck davon sind, dass Sie verrückt werden. Wenn man länger Achtsamkeit praktiziert, wird man eine ganze Reihe unterschiedlicher Körperempfindungen wahrnehmen, die kommen und wieder gehen. Die Frage ist, welche Gedanken und Gefühle gesellen sich dazu. Das haben Sie eben eindrücklich geschildert. Wir haben ja bereits am zweiten Kursabend, als wir über das ABC-Modell gesprochen haben, den Zusammenhang zwischen Gefühlen, Denken und Körperempfindungen angesprochen. Das lässt sich hier noch einmal sehr gut sehen. Eine wichtige grundlegende Erfahrung hat sich bei Ihnen von selbst eingestellt: die Körperempfindung ist von selbst wieder gegangen. Und die Frage, die sich aus dem Gedanken ergeben hat, konnten wir ja hier klären. Wenn die Körperempfindung nicht von selbst gegangen wäre, so ist es jederzeit erlaubt, eine Übung zu beenden. Und selbstverständlich dürfen Sie mich gerne kontaktieren, so wie wir es im Vorgespräch besprochen haben, wenn Sie sich zu beunruhigt fühlen.

Die Kursleitung erforscht zunächst die individuelle Erfahrung und schließt eine Psychoedukation an.

Wie gehe ich damit um, wenn Patient:innen nicht üben?

Seitdem es Meditation gibt, gibt es die Frage, wie viel Übung nötig ist, um den gewünschten Effekt zu erreichen – sei dies im buddhistischen Sinne zur Erlangung der »Erleuchtung« oder, in einem säkularen, zeitgenössischen Kontext, mehr Wohlbefinden oder gar Besserung medizinischer oder psychologischer Schwierigkeiten zu erreichen. Intuitiv erscheint es logisch, dass etwas, das man (noch) nicht kann, geübt werden muss. So ist auch die Lebenserfahrung: Von Beginn des Lebens an wird geübt: die Hände absichtlich vor die Augen führen, den Kopf heben lernen, aufstehen, laufen … Jede körperliche und geistige Fähigkeit ist »erübt«.

Seit vielen Jahren gibt es zum Teil großangelegte Forschungsprojekte (z. B. Conklin et al., 2024; Bowles et al., 2022), die versuchen, einen Zusammenhang zwischen Intensität der häuslichen Praxis und verschiedenen Outcome-Parametern festzustellen. Bowles et al. untersuchten 2022, welche Effekte mit wie vielen Stunden Praxis wahrscheinlich sind. Dabei kamen sie zu dem Ergebnis, dass die erforderliche Zeit zum Erreichen relevanter klinischer Veränderungen bei mindestens 160 Stunden liegt. Für unerfahrene Praktizierende ist die aktuelle Praxis dabei wichtiger zur Erlangung psychologischer Ergebnisse als für erfahrene Praktizierende.

In Anbetracht dieser Hinweise, dass Üben nützlich sein kann, ist es für Kursleitende jedoch keineswegs einfach, mit obiger Frage umzugehen. Aus kognitiver Sicht scheint alles klar zu sein, die Erkenntnis in den Alltag umzusetzen fällt vielen aber schwer.

Beispiel • Eine Kursteilnehmerin hat nach Woche 2 keine Hausaufgaben gemacht

TN: Sie haben uns ja Hausaufgaben aufgegeben. Ich bin wirklich nicht dazu gekommen, die zu machen. Abends im Bett ist es mir eingefallen, dann habe ich noch versucht, einen Body Scan zu machen, bin aber prompt eingeschlafen. Und am nächsten Morgen ging es gleich weiter, die Kinder mussten zur Schule und ich gleich zur Arbeit.

KL: Zunächst möchte ich Ihnen für Ihre Offenheit danken. Es ist ja nicht selbstverständlich, dass man vor sich selbst und vor anderen eingesteht, dass es nicht so läuft, wie man es sich dachte oder von sich selbst erwartet hat.

TN: Das entlastet mich, dass Sie das so sagen. Irgendwie dachte ich, ich kriege jetzt geschimpft. Zwischendrin denke ich immer mal dran, dass ich müsste, aber schon ist es wieder weg.

KL: Ach, das ist ja interessant. Zwischendrin denken Sie immer mal dran … fällt Ihnen jetzt vielleicht so ein Moment ein, den wir näher erforschen könnten?

Die Kursleitung würdigt zunächst die grundlegende Motivation der Teilnehmerin und ihre Offenheit. Zu diesem frühen Zeitpunkt des Kurses fällt es vielen TN schwer, die »richtige« Zeit für die Praxis zu finden. Bei genauerem Erforschen im Gespräch tauchen einzelne Momente auf, in denen die Absicht auftaucht. Dieses gilt es wahrzunehmen und zu würdigen. In einem nächsten Schritt kann man gemeinsam überlegen, ob sich hieraus möglicherweise eine informelle Praxis gestalten ließe.

Der Gruppenaustausch ist hier wichtig, um gemeinsam die Schwierigkeiten zu erforschen und herauszufinden, wie die Motivation zu üben gestärkt werden kann.

Wie gehe ich damit um, wenn Patient:innen nicht üben?

Beispiel • Widerstand gegen das Üben gegen Ende des Kurses

Eine Teilnehmerin mit chronischer Depression berichtet am siebten Abend, sie wolle üben, da sie gehört habe, das Verfahren sei gut gegen »zu viel Denken«, weil das die Stimmung schlecht mache. Es gelinge ihr jedoch nicht, da jedes Mal, wenn sie eine der Meditationen machen wolle, sie einen solchen »Widerstand« habe, dass es nicht ginge und sie sich frage, ob »das überhaupt was für mich ist«. Als Fitnesstrainerin mangelt es nicht an kognitivem Verständnis für die Sinnhaftigkeit der Übungspraxis, wenn es etwas Neues zu lernen gebe. In der Inquiry wurde deutlich, dass es biografische Ursprünge für das »Du musst« gab, die in vorangegangenen Psychotherapien nicht ausreichend verstanden und / oder aufgelöst werden konnten.

Hier wird der Unterschied zwischen Psychotherapie und Achtsamkeitspraxis deutlich. In der Psychotherapie würde je nach Verfahren der Hintergrund des »Du musst« genauer erforscht. In der Achtsamkeitspraxis wird die Tatsache freundlich zur Kenntnis genommen und als Teil der gewohnheitsmäßigen Denkmuster gesehen, die kommen und gehen.

Die eigene Achtsamkeitspraxis der Gruppenleitung ist in solchen Momenten ebenfalls hilfreich. Wir können uns fragen:

- Welche Impulse sind vorhanden?
- Möchte ich jemanden »retten« oder »überzeugen«?
- Was wären die eigenen gewohnheitsmäßigen Reaktionen je nach beruflicher Sozialisierung?

Im weiteren Gespräch stellte die Teilnehmerin fest, dass diese Denkmuster auch in anderen Momenten ihres Alltags, sogar beim Spazierengehen, hinderlich sind. Sie konnte erkennen, dass es kein spezifischer Widerstand gegen die Übungen war, sondern eine Eigenart ihres Geistes, dem sie viel Aufmerksamkeit schenkte. Da dies in der siebten Stunde benannt wurde, äußerten einige Gruppenmitglieder Mitgefühl mit ihr und unterstützten sie dabei, theoretische Aspekte des Kurses in ihrer persönlichen Erfahrung wiederzufinden. Der abschließende Kommentar der Teilnehmerin, nachdem sie sich bei der Gruppe bedankt hatte: »Na, dann werde ich wohl noch dranbleiben.«

INFO 51 • E

Wie gehe ich mit dem Wunsch nach Ratschlägen um?

Eine Teilnehmerin, die sich zusätzlich zur ambulanten Therapie Linderung der Panikattacken und damit verbundenen depressiven Stimmung erhofft, übt während des Kurses recht regelmäßig. Insbesondere bei den Übungen, die am vierten und fünften Kursabend durchgeführt werden (Aversion erkennen und mit einem schwierigen Gefühl sein), wird ihr deutlich, wie sehr sie die tatsächlichen Gefühle vermeidet und stattdessen in Grübelschleifen versinkt. Das empfindet sie als »sehr erhellend« und im Weiteren achtet sie im Alltag deutlicher auf diese Tendenz. Am letzten Kursabend kommt der folgende Dialog zustande.

TN: Mir ist immer noch nicht klar, wie ich damit umgehen soll, wenn ich z. B. eine Reise plane. Ich kann die ja schon nicht planen, wenn es eine Flugreise werden soll, weil ich Angst vorm Fliegen habe. Wenn ich jetzt schon nur daran denke, wird mir ganz flau. Wie soll ich denn bloß damit umgehen? Können Sie mir das bitte sagen?!

GL: Also, wenn ich Sie richtig verstehe, dann genügt schon der Gedanke, dass Sie eines Tages eine Flugreise machen könnten, dass Sie jetzt in diesem Moment ein flaues Gefühl bekommen?

TN: Ja, genau, und das heißt doch, dass ich dann nie mehr eine Flugreise machen kann!

GL: Vielleicht könnten Sie noch etwas genauer hinschauen, was gerade jetzt im Moment geschieht und was sich da zeigt.

TN: Ich habe ein unwohles Gefühl in der Magengrube, das ist entstanden, als ich daran dachte, dass ich einen Flieger besteigen soll. Und dann tauchte der Gedanke auf, dass das wohl bedeutet, dass ich keine Flugreise machen kann. *(schweigt)* Wenn ich das so betrachte, ist das eine Schlussfolgerung, die vielleicht nicht zutrifft. Da habe ich wohl alles in einen Topf geworfen. Dass ich jetzt ein flaues Gefühl bekommen habe, bezieht sich ja erst mal nur auf den einen Gedanken und damit könnte ich ja erst mal die Übung »Mit einer Schwierigkeit sein« machen. Das ist aber noch ein ganz schön langer Weg!

GL: Sie haben jetzt selbst herausgearbeitet, wie das flaue Gefühl aus einem Gedanken resultierte und das wieder einen Gedanken verursacht hat und wie das zu einer verallgemeinernden Schlussfolgerung wurde. Und Ihnen ist auch ein anderer möglicher Umgang damit eingefallen, nämlich erst mal die momentane Erfahrung genauer zu erforschen. Und ja, der Weg ist wohl noch nicht zu Ende, auch wenn Sie sich das sehr wünschen!

TN: Ja, schon, aber ich fühle mich jetzt nicht mehr so hilflos und ausgeliefert und das ist ganz toll! Ich bleibe dran!

Dieses Beispiel soll erneut demonstrieren, dass die Teilnehmenden im Verlauf des Kurses zunehmend Handwerkszeug nutzen lernen, welches sie (eventuell mit Unterstützung durch die Kursleitung) auf ihre spezifische Situation anwenden können.

Wichtig

Dem Wunsch nach Ratschlägen wird in der Regel nicht nachgegeben, auch wenn er noch so verständlich erscheinen mag. Es wird eher versucht, die Teilnehmenden darin zu unterstützen, ihre persönliche Erfahrung genauer zu erforschen. Nicht selten können sie dann mit der eigenen inneren Weisheit in Kontakt kommen und ihre eigene Lösung finden. Im nächsten Schritt kann geschaut werden, welcher Aspekt der ursprünglichen Frage noch weiterer Klärung bedarf.

INFO 52 • E

Kann MBCT als Online-Kurs durchgeführt werden?

MBCT wurde ursprünglich als Präsenz-Gruppenprogramm entwickelt. Durch die technischen Entwicklungen und insbesondere die Covid-19-Pandemie hat sich das Live-Online-Format etabliert. Trotz der räumlichen Distanz bleibt der Kurs ein interaktives Gruppenformat. Die Treffen finden live in einem virtuellen Raum statt – nicht als vorab aufgezeichnete Videos. Unsere Erfahrung zeigt, dass auch online eine starke Verbundenheit entstehen kann, oft schon ab der ersten Sitzung.

Wichtig • Durchführung des Vorgespräches online

Je nach Ihrem Grundberuf müssen Sie die jeweilige Berufsordnung konsultieren, ob eine Diagnostik online mit der Berufsordnung vereinbar ist oder ob das Vorgespräch in Präsenz stattfinden muss.

Vorteile der Online-Durchführung

(1) Zugang und Flexibilität: Online-Kurse ermöglichen die Teilnahme unabhängig vom Wohnort oder gesundheitlichen Einschränkungen – besonders relevant bei geringer regionaler Verfügbarkeit von MBCT-Angeboten.

(2) Komfort für die Teilnehmer:innen: Die vertraute Umgebung kann Hemmschwellen senken. Zudem wird die Übertragbarkeit der Praxis erleichtert, da der Kurs größtenteils zu Hause stattfindet.

(3) Zeiteffizienz: Der Wegfall der An- und Abfahrt zum Kursort kann für Berufstätige oder Eltern von kleinen Kindern vorteilhaft sein.

Nachteile der Online-Durchführung

(1) Fehlende persönliche Interaktion: Ein wesentliches Element der MBCT ist der direkte Austausch zwischen den Teilnehmenden und der Kursleitung sowie zwischen den Teilnehmenden selbst. Diese ist bei Online-Kursen erschwert, jedoch nicht unmöglich. Die Beobachtung der nonverbalen Kommunikation seitens der Therapeutin hingegen ist im Online Setting erschwert.

(2) Technische Herausforderungen: Technische Probleme, etwa eine schlechte Internetverbindung oder Schwierigkeiten mit der Bedienung der Software, können die Teilnahme an Online-Kursen erschweren.

(3) Begrenzte Beobachtungsmöglichkeiten: Nonverbale Hinweise und die Praxis selbst sind online schwerer zu erfassen. Die Reflexion in der Gruppe gewinnt dadurch an Bedeutung.

(4) Verringerung des Gefühls der Verbundenheit: Das Gefühl von Verbundenheit kann anfangs geringer sein, ist aber dennoch möglich.

Fazit

Die Online-Durchführung von MBCT-Kursen bietet eine wertvolle Möglichkeit, MBCT einer breiteren Zielgruppe zugänglich zu machen, insbesondere in Zeiten, in denen die Möglichkeiten der persönlichen Begegnungen eingeschränkt sind. Therapeut:innen sollten die damit verbundenen Herausforderungen berücksichtigen, insbesondere in Bezug auf die persönliche Interaktion und die individuelle Beobachtung der Teilnehmenden.

INFO 53 • E

Kann MBCT mit Einzelpsychotherapie kombiniert werden oder im Einzelsetting durchgeführt werden?

Die Verbindung von Einzelpsychotherapie und MBCT kann bereichernd sein, da beide Ansätze unterschiedliche, aber komplementäre Ziele verfolgen. Während Einzelpsychotherapie tiefergehende emotionale und kognitive Muster und biographische Zusammenhänge bearbeitet, fördert MBCT mit Achtsamkeit und Akzeptanz das Erleben im Hier und Jetzt. Besonders wirksam kann die Kombination bei der Förderung von Selbstregulation, der Rückfallprophylaxe und der Stärkung der Eigenverantwortung sein.

Vorteile der Kombination:

- **Ergänzende Perspektiven:** Einzeltherapie vertieft biografisches Verständnis, MBCT schult den Umgang mit Gedanken, Gefühlen und Körperempfindungen im Moment.
- **Selbstregulation:** MBCT stärkt die Fähigkeit, emotionale Prozesse bewusst wahrzunehmen, was therapeutische Inhalte vertieft.
- **Rückfallprävention:** Einzeltherapie bearbeitet akute Symptome sowie die Zusammenhänge mit der Biographie und der Lerngeschichte, MBCT vermittelt langfristige Selbsthilfestrategien.
- **Stärkung von Selbstwirksamkeit:** Achtsamkeit fördert Selbstakzeptanz und Handlungsfähigkeit im Alltag.

MBCT im Einzelsetting: Zwei Wege

(1) Durchführung des vollständigen MBCT-Kurses:
- Struktur mit 8 Sitzungen bleibt erhalten, Inhalte werden individuell angepasst.
- Kürzungen notwendig, da Einzelsitzungen kürzer sind als Gruppentermine.
- Reflexionen finden in intensiveren Einzelgesprächen statt.
- Übungen und Hausaufgaben bleiben unverändert, ebenso der Fokus auf Achtsamkeit im Alltag.

(2) Integration einzelner MBCT-Elemente in die Einzeltherapie:
- Achtsamkeitspraxis der Therapeut:in ist Voraussetzung.
- Elemente wie Body Scan oder Atemübungen sollten bewusst und transparent eingeführt werden.
- Die therapeutische Beziehung kann sich durch die Settingänderung durch Integration achtsamkeitsbasierter Praktiken verändern – dies sollte mit den Patient:innen partizipativ besprochen werden.

Wichtig

Die Patient:innen sollten im Sinne der partizipativen Entscheidungsfindung in obige Überlegungen einbezogen werden und so kann gemeinsam entschieden werden, ob der Einbau einzelner Elemente ein gangbarer Weg ist, oder ob es sinnvoller wäre, an einem Achtsamkeitskurs zusätzlich zur Psychotherapie bei einem anderen Anbieter teilzunehmen.

8 Beispiele und Hilfestellungen

Einleitung

In diesem Kapitel möchten wir einige praxisnahe Beispiele und Hilfestellungen für die Anwendung der MBCT geben. Die im Kapitel enthaltenen Beispiele sollen dabei helfen, die Theorie in die Praxis umzusetzen, als eine Art Geländer, das Orientierung gibt, ohne den Weg allzu eng zu machen. Wir geben Beispiele zu den wichtigsten Elementen im MBCT: dem Anleiten von Achtsamkeitsübungen, dem Durchführen der Inquiry nach einer Übung, dem Durchführen einer achtsamkeitsbasierten Psychoedukation sowie dem Umgang mit einer emotional schwierigen Situation im Kurs.

> **Wichtig**
>
> Die MBCT ist zwar formal manualisiert, aber gleichzeitig ist sie in ihrer Anwendung prozessorientiert. Es handelt sich um einen erfahrungsbasierten Ansatz, dessen Hauptintervention die Übung der Achtsamkeitsmeditation in verschiedenen Formen ist. Auch die kognitiven Übungen werden auf der Basis von Achtsamkeit, Akzeptanz und Mitgefühl durchgeführt. Die Erfahrung, die Teilnehmende dabei machen, sind nicht vorhersehbar, weshalb Beispiele nicht als »Kochrezepte« gegeben werden können. Um die Teilnehmenden dabei zu unterstützen, Worte für die Erfahrung zu finden, wird das Inquiry genutzt. Auf diese Weise wird das metakognitive Gewahrsein erlebbar.

Informationsmaterial dieses Kapitels

INFO 54 Wie leite ich eine Achtsamkeitsübung an?
Auf diesem Informationsblatt stellen wir einen Leitfaden für das Anleiten von Achtsamkeitsübungen im Rahmen von achtsamkeitsbasierten Verfahren dar. Die Übungsanleitungen werden nicht abgelesen, damit sie authentisch und individuell sind. Dies kann ungewohnt und verunsichernd sein, hat aber den Vorteil, dass es lebendig ist und Vertrauen schafft. Außerdem gehen wir auf die Bedeutung des Meditationsobjektes bzw. des Ankers in der Meditation ein und welche Möglichkeiten es hierfür gibt.

INFO 55 Beispielanleitung für einen Body Scan
Dieses Informationsblatt kann Ihnen als Vorlage dienen, wenn Sie die ersten Male einen Body Scan anleiten. Die Anleitung wird dadurch lebendig, indem Sie ebenfalls in das jeweilige Körperteil hineinspüren, während Sie die Anleitung verwenden. Hierdurch werden Sprechpausen natürlicher und die Teilnehmenden nehmen wahr, dass Sie »dabei« sind. Außerdem können Sie eigene Erfahrungen, z. B. von Abschweifen, auf natürliche Weise mit in die Anleitung einbeziehen.

INFO 56 Beispielanleitung für einen 3-Schritte-Atemraum
Dieses Informationsblatt kann Ihnen als Formulierungshilfe für die Durchführung des 3-Schritte-Atemraums dienen. Darüber hinaus ist es als »Blaupause« für andere Sitzmeditationen verwendbar.

INFO 57 Vorlage achtsame Psychoedukation: Toleranzfenster
Der Text dieses Informationsblatt dient als Vorlage für eine achtsame Psychoedukation. Achtsam im Kontext der Psychoedukation bedeutet, aufmerksam für den Moment zu bleiben, wie die Information ankommt, ob die Teilnehmenden »dabei« sind. Es ist also mehr als eine reine Informationsvermittlung. Sie können den Text als Grundlage dafür nutzen, im Weiteren Ihre eigenen Worte zu finden.

INFO 58 Inquiry nach der Rosinenübung: Beispieldialog

Der in diesem Informationsblatt dargestellte Verlauf des Inquirys bezieht sich auf die Erfahrung einer Teilnehmerin, die bereits im Vorgespräch gesagt hat, dass sie Rosinen überhaupt nicht mag. Die Erfahrung, die die Teilnehmerin berichtet, ist für sie sehr überraschend gewesen und zeigt deutlich den Zusammenhang zwischen einer körperlichen Erfahrung und (unbewussten) biografischen Mustern.

INFO 59 Inquiry nach einem Body Scan: Beispieldialog

In diesem Informationsblatt wird ein Beispieldialog nach dem ersten Body Scan am ersten Kursabend gegeben. Verschiedene Aspekte der Erfahrungen der Teilnehmer:innen werden dabei benannt und der Kursteilnehmer wird durch das Inquiry darin unterstützt, die Körperempfindungen, die Gefühle und Gedanken genauer zu erforschen.

INFO 60 Umgang mit einer schwierigen Situation im Kurs: ein Todesfall

Wie gehen wir mit unvorhergesehenen Situationen und ungeplanten Geschehnissen in einer Kursstunde um und wie verkörpern wir dabei die Achtsamkeit? Dies soll an einem Beispiel verdeutlicht werden.

INFO 54 • E

Wie leite ich eine Achtsamkeitsübung an?

Leitfaden zur Anleitung einer Meditation in achtsamkeitsbasierten Interventionen

Eine lebendige Meditationsanleitung wird idealerweise frei gesprochen aus der eigenen Praxis heraus. Indem wir aus dem Moment heraus sprechen, können wir auf individuelle Aspekte eingehen, die gerade präsent sind. Das macht die Anleitung authentisch und kraftvoll. In der Regel schließen wir dabei selbst die Augen, können sie jedoch zwischendurch öffnen, um den Kontakt zur Gruppe zu halten und sicherzustellen, dass alle Teilnehmenden »mit im Boot sind«.

Zu Beginn der Praxis ist es wichtig, einen Raum zu schaffen, in dem eine geschützte und ruhige Atmosphäre herrscht (z. B. Handys aus). Bevor wir mit der Anleitung der Meditation beginnen, können wir kurz benennen, was wir tun werden zum Beispiel: »Wir machen jetzt eine zehnminütige geführte Atemmeditation«.

Dann laden wir die Teilnehmenden dazu ein, eine Haltung zu finden, die bequem ist und in der sie sich wohlfühlen. Dabei können wir darauf hinweisen, dass es verschiedene Möglichkeiten zur Haltung gibt (Sitzen auf einem Kissen, einer Bank oder einem Stuhl, Liegen oder Stehen).

Im nächsten Schritt weisen wir darauf hin, dass die Augen während der Meditation geschlossen oder, wenn das unangenehm ist, einen Spalt geöffnet bleiben können – mit dem Blick auf einen ruhenden Punkt am Boden. Es ist hilfreich, verschiedene Optionen anzubieten.

Viele Meditationen beginnen mit dem Wahrnehmen körperlicher Empfindungen und dem, was an Spannung im Körper gehalten wird – mit der Einladung, diese wenn möglich etwas loszulassen. Formulierungen wie »Wenn Sie mögen, können Sie die Anspannung ein wenig lösen, so gut es gerade gelingt« können dabei unterstützen.

Anschließend lenken wir die Aufmerksamkeit zum Meditationsobjekt (z. B. Körper, Atmung, Geräusche). Wir sprechen ruhig, natürlich und mit ausreichend Pausen, sodass sich die Erfahrung entfalten kann – ohne zu lang zu werden, besonders bei Anfänger:innen. Dieses Gespür für Timing entsteht, wenn wir selbst mitmeditieren und aus der eigenen Praxis heraus anleiten. Das erfordert etwas Übung, führt aber zu einer authentischen und gelassenen Anleitung.

Wichtig

Wir achten bewusst auf den Ton und die Qualität unserer Stimme und sprechen aus einer freundlichen Präsenz heraus mit einer ruhigen und klaren Stimme. Achtsamkeitsübungen enthalten in der Regel keine Entspannungsinduktionen. Wir können auch versuchen, die Worte, die wir wählen, aus dem gegenwärtigen Moment heraus entstehen zu lassen: »Den Bauch fühlen, wie er sich unter der Handfläche bewegt … wahrnehmen, wie Gedanken kommen und gehen wie Wolken am Himmel …«.

Bei den Anleitungen vermeiden wir den Imperativ und wählen eine einschließende, einladende und öffnende Sprache. Wir geben nicht vor, dass etwas Bestimmtes empfunden werden soll, z. B. »Du fühlst jetzt die Schwere des Körpers.«

Beispielanleitung für einen Body Scan

Im Folgenden findet sich eine Vorlage für die Anleitung eines Body Scans. Für eine authentische Anleitung ist es wichtig, den eigenen Stil zu entwickeln – deshalb gibt es keine festen Vorlagen. Eine klare Struktur, eine einladende Sprache und eine vertrauensvolle Atmosphäre bilden jedoch die Basis. Der Body Scan wird meist im Liegen durchgeführt. Ist das nicht möglich, kann die Übung auch im Sitzen erfolgen – die Haltung sollte dabei gleichzeitig entspannt, aufrecht und wach sein.

Liegt eine Person, laden wir sie ein, eine für sie angenehme Position zu finden. Das Ankommen in der Haltung ist Teil der Übung und Ausdruck von Selbstfürsorge. Dabei können wir Anregungen geben wie: »Gerne können Sie ein Kissen oder eine Decke unter die Knie legen – oder, wenn es für den Rücken angenehmer ist, die Beine aufstellen und die Füße auf dem Boden ablegen.«

Im Weiteren kann auch angesprochen werden, dass es möglich ist, sich während des Body Scan zu bewegen. Z.B. könnte es so lauten: »Manchmal verändern sich die Bedürfnisse des Körpers, wenn man eine Weile liegt. Der Körper wird kühler und so wird eine Decke notwendig, oder der Rücken hält das Liegen am Boden nicht so gut aus und eine sanfte Veränderung der Lage wird nötig. Nachdem Sie das Unbehagen achtsam wahrgenommen haben, können Sie sich bewegen oder zudecken. Die Bewegung erfolgt als bewusste Entscheidung und ist keine Störung«.

Im nächsten Schritt fokussieren wir auf die Wahrnehmung des Körpers als Ganzes zum Beispiel wie folgt: »Erlauben Sie Ihren Augen, sich sanft zu schließen, wenn es Ihnen angenehm möglich ist, die Arme liegen neben dem Körper, die Beine ausgestreckt nebeneinander, die Füße fallen locker nach außen ..... Und nun die Aufmerksamkeit dem Körper zuwenden und ihn in seiner Ganzheit wahrnehmen. Vielleicht sich der Tatsache bewusstwerden, dass Sie jetzt in diesem Moment hier liegen .... Wahrnehmen, wie es sich an den Stellen anfühlt, an denen der Körper Kontakt zur Unterlage hat, auf der Sie liegen. Oder was Sie sonst noch wahrnehmen«. *(Pause)*

Im nächsten Schritt lenken wir die Aufmerksamkeit auf den Atem, etwa so: »Die Aufmerksamkeit nun auf die Körperempfindungen im unteren Bauchraum lenken und die Bewegungen des Atmens wahrnehmen. Während Sie einatmen und wieder ausatmen, sich der sich ständig verändernden Empfindungen an der Bauchdecke bewusst werden .... Sich Zeit nehmen, um diese Empfindungen wahrzunehmen, während Sie ein- und ausatmen«. *(Pause)*

Es ist für die nächsten Schritte gut, noch einmal an Folgendes zu erinnern: »Bevor wir nun weiter gehen durch die einzelnen Körperteile, ist es hilfreich, sich bewusst zu machen, dass es bei dieser Meditation nicht darum geht einen bestimmten Zustand zu erreichen, zum Beispiel sich zu beruhigen, oder zu entspannen. Das kann entweder vorkommen oder auch nicht. Sie müssen auch nicht darauf warten, dass irgendetwas Besonderes passiert, alles darf einfach so sein, wie es ist. Folgen Sie den Anleitungen so gut es geht und wann immer Ihre Gedanken abzuschweifen beginnen, was sie unweigerlich tun werden, geleiten Sie sie behutsam zurück zum Körper, ohne darüber zu urteilen. Darin besteht die Übung«. *(Pause)*

Wir beginnen die Wahrnehmung der Körperteile im MBCT mit den Zehen des linken Fußes: »Noch einmal bewusst den Atem im Bauchraum spüren und dann die Aufmerksamkeit das linke Bein hinunter wandern lassen, bis hinein in den linken Fuß und zu den Zehen des linken Fußes ...

Die Aufmerksamkeit abwechselnd auf jeden einzelnen Zeh des linken Fußes richten. Mit neugierigem Interesse in diese Körperregion hineinspüren, während Sie die Qualität der Empfindungen erforschen, die Sie dort vorfinden. Vielleicht spüren Sie den Kontakt zwischen Ihren Zehen oder Sie können ein Gefühl von Druck, Ziehen oder Strömen wahrnehmen, Wärme oder Kälte, Feuchtigkeit oder Trockenheit. Es mag auch sein, dass Sie keine bestimmte Empfindung spüren, auch das ist vollkommen in Ordnung, dann nehmen Sie zur Kenntnis, dass Sie nichts spüren«. *(Pause)*

Beispielanleitung für einen Body Scan

Dann richten wir die Aufmerksamkeit auf dieselbe Weise zu den weiteren Teilen des Fußes: Die Fußsohle – die Ferse – den Fußrücken – das Fußgelenk – den Fuß als Ganzes.

Dann gehen wir weiter mit der Aufmerksamkeit durch das Bein: den Unterschenkel – die Wade – das Schienbein –das Knie – die Kniekehle – die Kniescheibe -den Oberschenkel (die Oberseite und die Unterseite), vielleicht auch den Innenraum des Oberschenkels.

Zum Abschluss können wir einladen, noch einmal das linke Bein als Ganzes zu spüren.

Danach gehen wir weiter mit der Aufmerksamkeit vom linken zum rechten Bein.

Wir wiederholen die gesamte Abfolge des linken Beines beim rechten Bein, beginnen wieder mit dem rechten großen Zeh, usw. …

Wichtig

Nicht jedes Mal die möglichen Körperempfindungen wie Kribbeln, Pochen etc. ansprechen, sonst wird die Anleitung zu sprachlastig und die Stillephasen sind zu kurz. Zu Beginn ist es aber gut, einige Möglichkeiten für Körperempfindungen zu benennen, weil Menschen oft nicht wissen, was genau eigentlich eine Körperempfindung ist, in etwa so: »Vielleicht spüren Sie Kribbeln, Pochen oder Strömen oder eine andere Körperempfindung. Vielleicht spüren Sie auch nichts, dann bemerken Sie, dass Sie nichts spüren, ohne dies zu bewerten«.

Zwischendurch können wir an wichtige Prinzipien der Achtsamkeitsübung erinnern, in dem wir z. B. sagen: »Es geht nicht darum, über die Empfindungen nachzudenken, sondern zu spüren, was jetzt unmittelbar im Körper geschieht. Vielleicht nehmen Sie wahr, welche der Empfindungen sich verändern und welche gleich bleiben. Spüren, wie es jetzt in diesem Moment ist«. *(Pause)*

Ein weiterer wichtiger Aspekt ist, das Abschweifen anzusprechen, vielleicht auf folgende Weise: »Sollten Sie bemerken, dass die Gedanken abschweifen, dann nehmen Sie auch dies zur Kenntnis. Von Zeit zu Zeit geschieht es ganz von selbst, dass wir abgelenkt sind und über etwas anderes nachdenken. Wenn Sie dies wahrnehmen, ist es eine Gelegenheit bewusst die Aufmerksamkeit wieder neu auf den Körper auszurichten…. Sanft und ohne sich dafür zu verurteilen wieder zum Körper zurückkehren«.

Wir fahren dann mit der Anleitung auf dieselbe Weise fort und lenken die Aufmerksamkeit vom rechten Bein aus auf das Becken – die Hüften– den Innenraum des Beckens mit den Beckenorganen – das Gesäß und das Steißbein – den unteren Rücken – den mittleren Rücken – die obere Rückenpartie – die Schulterblätter / den Schultergürtel.

Zum Abschluss der Rückseite kann man noch einmal den Rücken als Ganzes spüren lassen und dabei folgendes ansprechen: »Vielleicht spüren Sie auch die Atembewegungen beim Einatmen und beim Ausatmen im Rücken. Verweilen Sie einen Moment mit einer interessierten Aufmerksamkeit in dieser Körperregion und bei den Empfindungen, die Ihnen bewusst werden… Und wenn Sie nichts spüren, dann nehmen Sie dies zur Kenntnis, ohne es zu beurteilen oder verändern zu wollen. *(Pause)*

Nun wandern wir von der Rückseite des Körpers zur Körpervorderseite etwa mit folgenden Worten: »Sich dann vom Rücken lösen und mit der Aufmerksamkeit zur Körpervorderseite gehen – an den Seiten entlang nach unten zum Unterbauch / unterhalb des Bauchnabels. Bei den Empfindungen verweilen und spüren, wie sich die Empfindungen mit dem Wechselspiel des Atems vielleicht verändern… oder auch gleich bleiben… Vielleicht nehmen Sie auch keine bestimmte Empfindung wahr. Wie immer Ihre Wahrnehmung ist, sie ist in Ordnung.«

Beispielanleitung für einen Body Scan

Auf ähnliche Weise scannen wir den Rest der Körpervorderseite – den Oberbauch – die Brustregion (Brustbein, den Innenraum mit den Rippen, dem Herz, der Lunge). Zum Schluss noch einmal die Körpervorderseite als Ganzes spüren. »Und dann mit dem nächsten Ausatmen sich von der Körpervorderseite lösen und die Aufmerksamkeit zu den Händen lenken. Die Finger spüren, die Handinnenflächen ..., die Handrücken ..., die Handgelenke. Vielleicht auch bemerken, wo die Hände gerade liegen und was sie berühren. Weitergehen zu den Armen - die Unterarme – die Ellenbogen – die Oberarme, so dass diese jetzt im Mittelpunkt der Aufmerksamkeit stehen und bei den Empfindungen dort verweilen. Wie auch immer sie sein mögen, mit ihnen atmen. *(Pause)*

Dann nochmal beide Arme im Ganzen spüren und sich lösen von den Armen.«

Von dort aus gehen wir dann weiter zu den Schultern und zum Nacken und vom Nacken aus zum Kopf. Wir sprechen die einzelnen Körperteile des Kopfes an wie den Mund, die Nase, die Augen, die Stirn, die Schläfen, die Wangen, den Kiefer und das Kinn. Wie kleinteilig wir das tun, hängt von der Zeit ab, die uns für den Body Scan zur Verfügung steht.

Zum Abschluss des Body Scans ist es gut, noch einmal den Körper als Ganzes zu spüren und einige Augenblicke mit der Wahrnehmung und Präsenz zu sein, ohne dass etwas getan werden muss. Es gibt verschiedene Möglichkeiten, hier ist ein Beispiel: »Dann noch einmal zur Nase gehen und dort die Atemluft spüren, wie sie in den Körper hineinfließt, durch den Kopf, die Schultern, die Arme bis in die Finger und weiter durch den Oberkörper, den Unterkörper, die Beine bis in die Fußsohlen. Und so mit jedem Atemzug den Körper als Ganzes spüren – vom Kopf bis zu den Füßen und von den Füßen bis zum Kopf«.

Mögliche Anleitung zum Abschluss der Übung

»Und nun alle Absichten bezüglich des Atems loslassen und einfach da liegen. Vielleicht stellt sich ein Gefühl des Ankommens im Körper ein. Vielleicht können Sie spüren, dass Sie in diesem Moment heil und vollkommen sind. Nichts mehr tun, nur sein, hier. Und vielleicht erfahren Sie in diesem Moment etwas anderes, auch das ist völlig in Ordnung. Was immer jetzt ist – es ist o. k. Einfach nur sein – in der Ganzheit und Vollkommenheit des Augenblicks«.

Am Schluss laden wir die Teilnehmenden ein, sich darauf einzustellen, die Übung langsam zu beenden und kleine Bewegungen zuzulassen – zunächst nur die Finger und Zehen bewegen, dann die Bewegung auf den Rest des Körpers ausdehnen. Es ist eine freundliche Einladung, zu schauen, was der Körper jetzt braucht und was ihm guttut.

Merke

Wir verwenden bei den Achtsamkeitsübungen nicht den Satz »Und nun kommen Sie bitte in den Raum zurück«. Wir üben uns darin, im Hier und Jetzt zu sein und die Gegenwart wahrzunehmen. Insofern passt die Idee, dass wir zurückkommen, in diesem Kontext nicht.

INFO 56 • E

Beispielanleitung für einen 3-Schritte-Atemraum

Zur Einstimmung auf diese Übung nehmen Sie bitte eine entspannte, aufrechte Körperhaltung im Sitzen ein. Vielleicht kann Ihre Körperhaltung ein Gefühl von Würde und Wachheit ausdrücken, und Ihnen dabei helfen, diese innere Haltung zu spüren.

Die Augen dürfen sich schließen, wenn das für Sie angenehm ist, wenn nicht, mit halb geöffneten Augen auf einen Punkt vor sich schauen und den Blick sanft dort ruhen lassen …

Für den ersten Schritt des 3-Schritte-Atemraums bewusst die innere Erfahrung wahrnehmen und Sie können sich fragen: Was geschieht hier und jetzt in meiner Wahrnehmung? Welche Körperempfindungen sind präsent? … Welche Gedanken gehen mir durch den Sinn?

Welche Gefühle nehme ich wahr oder welche Stimmung? … So gut es geht, alles nur zur Kenntnis nehmen, ohne es verändern zu müssen. Die Erfahrung die kommende Minute lang so sein lassen, wie sie ist. *(Pause 1 min)*

Für den zweiten Schritt nun die Aufmerksamkeit bündeln und sie sanft auf die körperlichen Empfindungen des Atems selbst richten. Auf das Gefühl des Atems im Bauch achten, spüren, wie sich die Bauchdecke beim Einatmen hebt und beim Ausatmen wieder senkt …

In der nun folgenden Stille für eine Minute dem Atem folgen, mit jedem Einatmen und jedem Ausatmen, und ihn dabei als einen Anker nutzen, der Sie in die Gegenwart zurückbringt. *(Pause 1 min)*

Im dritten Schritt nun das Feld Ihres Gewahrseins um die Atmung herum ausdehnen, so dass es ein Gefühl für den Körper als Ganzes, für die Körperhaltung und den Gesichtsausdruck miteinschließt, und für die nächste Minute bei dieser Wahrnehmung der Ganzheit bleiben, einschließlich aller Gedanken und Gefühle, die Sie bemerken. *(Pause 1 min)*

Wenn Sie mögen, dann etwas von diesem Gefühl der Ganzheit mit in die nächsten Momente Ihres Alltags nehmen …

Und dann, wenn Sie bereit sind, die Augen langsam wieder öffnen und die Übung beenden … *(evtl. Klangschale)*

INFO 57 • E

Vorlage achtsame Psychoedukation: Toleranzfenster

Dieses Informationsblatt zeigt, wie eine achtsame Psychoedukation zum Thema »Toleranzfenster« aussehen könnte. Primär ist das Thema im Kontext von Traumafolgestörungen sinnvoll, es bietet sich jedoch auch an bei Patient:innen mit anderen Diagnosen, die sehr belastend sein können. Das Toleranzfenster kann bereits im Rahmen des Vorgesprächs eingeführt werden bei den Fragen nach Traumatisierungen sowie den schon vorhandenen selbstregulatorischen Fähigkeiten. Im Rahmen der Gruppensitzungen kann sie (erneut) während des Kurses angeboten werden. Dabei gibt es keine feste Regel, wann dies »besonders« passend ist. Es kann hilfreich sein, eine Grafik zur Veranschaulichung zu nutzen und eventuell im Gruppengespräch die individuellen Anzeichen der Dysregulation zu sammeln.

»Das Toleranzfenster beschreibt den Bereich, in dem wir emotional und körperlich ausgeglichen sind. In diesem Zustand sind wir aufnahmefähig, handlungsfähig und mit unserer Umwelt in Kontakt. Es umfasst sowohl die Wohlfühlzone als auch eine Wachstumszone, in der wir Neues lernen und uns weiterentwickeln können – ohne überfordert zu sein.

Gerade bei starken Belastungen, z. B. durch psychische Erkrankungen oder Traumafolgen, kann es passieren, dass wir diesen Bereich verlassen:

- **Hyperarousal (Übererregung)**: z. B. durch Angst, Wut oder Hilflosigkeit. Typisch sind Impulsivität, Überforderung, Panik, starke emotionale Reaktionen.
- **Hypoarousal (Untererregung)**: z. B. Gefühle von Leere, Taubheit, Rückzug, inneres Abschalten, das Gefühl von ›nicht mehr da sein‹.

Das Toleranzfenster ist individuell und veränderlich – es wird beeinflusst durch Lebenserfahrungen, aktuelle Bedürfnisse (z. B. Schlaf, Hunger), körperliche Zustände oder Hormone. Wenn wir verstehen, wo wir uns gerade befinden, können wir achtsam und selbstfürsorglich reagieren – statt uns für ›Überreaktionen‹ oder ›Abschalten‹ zu verurteilen. Diese Reaktionen sind Schutzmechanismen unseres Nervensystems.

- Wie kann ich regulieren, wenn ich außerhalb des Fensters bin? Hier können bereits kleine Übungen helfen, sich wieder im Hier und Jetzt zu verankern: Augen öffnen, auf Geräusche im Raum achten
- Füße auf dem Boden spüren
- Sinne gezielt aktivieren (z. B. alles Gelbe im Raum finden, Riech- oder Geschmackssinn nutzen – *sense foraging* nach Farb und Segal, 2024)
- Körperstellen wahrnehmen, die sich sicher anfühlen

Nehmen Sie Ihre eigenen Reaktionen neugierig, wertschätzend und geduldig wahr. Alle Übungen im Kurs unterstützen dabei, das eigene Toleranzfenster besser kennenzulernen – und vielleicht auch zu erweitern.«

INFO 58 • E

Inquiry nach der Rosinenübung: Beispieldialog

Dieser Beispieldialog greift eine Erfahrung nach der Durchführung der Rosinenübung am ersten Abend auf. Es handelt sich um eine Teilnehmerin, die bereits im Vorgespräch erwähnt hat, dass sie Rosinen nicht möge, sie wisse aber von einer Freundin, dass man am ersten Abend Rosinen essen müsse. Das Inquiry entwickelt sich folgendermaßen:

KL: Sie haben ja nun alle die Rosinenübung durchgeführt, genau genommen dreimal. Zweimal in der ausführlichen Weise, mit der Erforschung der Rosine mit allen Sinnen, und einmal haben Sie sie so betrachtet oder auch gegessen, wie Sie es normalerweise tun würden. Mich würde interessieren, welche Beobachtungen Sie gemacht haben. *(Die Kursleitung ist gespannt, ob sich die Teilnehmerin melden wird und freut sich, als sie es tut.)*

TN: Ich möchte gern von meiner Erfahrung berichten. Was die anderen nicht wissen, das hatte ich Ihnen im Vorgespräch ja erzählt, ist, dass ich Rosinen echt nicht ausstehen kann. Ich weiß zwar nicht, warum, besser gesagt, ich komme gleich dazu, was ich entdeckt habe!

KL: Ja, sehr gerne! Ehrlich gesagt war ich schon ganz gespannt, nach der Info, die ich aus dem Vorgespräch hatte, ob Sie überhaupt mitmachen würden.

TN: Sie hatten mir ja gesagt, dass ich die Rosine nicht essen muss, das hat mir sehr geholfen und mich entlastet. Also habe ich gedacht, ich kann ja mal die anderen Sinne nutzen. Macht man ja sonst nicht so. Beim Geruchssinn ist mir aufgefallen, dass mir bislang nicht bewusst war, dass jede Rosine ein wenig anders riecht. Ein Aspekt des Geruchs war muffig, das erinnerte mich an den Keller bei meiner Oma. Vor dem Keller hatte ich Angst, vielleicht mag ich Rosinen deshalb nicht?

KL: Vielen Dank, dass Sie uns daran teilhaben lassen! Das ist ein sehr interessanter Aspekt, den Sie da beobachtet haben. An einem Geruch hängt sozusagen eine ganze Geschichte dran, die Ihnen in dem Zusammenhang nicht bewusst war.

TN: Ja, genau, das ist wirklich spannend. Aber essen konnte ich die Rosine trotzdem nicht.

KL: Das macht nichts, denn darum geht es nicht bei der Übung, dass Sie alle Rosinen essen müssen. Es ist ein Beispiel dafür, wie Achtsamkeit in den Alltag kommen kann und welche Aspekte uns häufig entgehen, wenn wir im üblichen Autopilot-Modus unterwegs sind.

Inquiry nach einem Body Scan: Beispieldialog

Die Kursteilnehmenden werden am ersten Kursabend nach der Durchführung des Body Scan nach ihren Erfahrungen gefragt. Es folgt in diesem Beispiel ein längerer Dialog. Die Kursleitung hatte sich aus mehreren Gründen entschieden, länger bei der Erfahrung eines Teilnehmers zu bleiben:

- Das erste Inquiry des Kurses setzt ein gewisses Beispiel, worum es bei der Erforschung der Erfahrung geht.
- Der Teilnehmende hatte gleich mehrere Aspekte der Erfahrung angesprochen, die häufig benannt werden.
- Mehrere der genannten Aspekte werden im Laufe des Kurses Schwerpunkte des jeweiligen Abends.

Inquiry nach dem ersten Body Scan im Kurs

KL: Ich möchte Sie nun bitten, die Erfahrung, die Sie eben in der Übung gemacht haben, zur Verfügung zu stellen. Ich werde Sie mit einigen Fragen dabei begleiten, wer möchte den Anfang machen?

TN: Na, dann traue ich mich mal. Ich habe heute den Body Scan auf diese Weise zum ersten Mal gemacht. Meine Yogalehrerin leitet so was Ähnliches am Ende des Kurses an, aber das ist nicht so lang.

KL: Sie benennen den Aspekt der Länge. Möchten Sie da mehr zu sagen?

TN: Ja, also, ich fand das irgendwie lang, ich bin dabei immer wieder abgeschweift, war sonst wo mit den Gedanken. Wenn dann Ihre Stimme kam, habe ich gemerkt, dass ich nicht z. B. an den Unterschenkeln war. Und im Bereich des Bauchraums fehlt mir ganz viel, ich glaube, da bin ich eingeschlafen.

KL: Danke, dass Sie so freimütig sind! Sie haben jetzt mehrere Aspekte benannt, die Länge, das Abschweifen und das Einschlafen. Meiner Erfahrung nach sind das Erfahrungen, die andere auch machen. Wären Sie einverstanden, wenn wir einen einzelnen Aspekt herausgreifen und genauer erforschen?

TN: Ja, das können wir gern machen. Was möchten Sie denn noch wissen?

KL: Der Aspekt des Abschweifens und des Zurückkommens. Sie haben meine Stimme gehört und gemerkt, dass Sie gedanklich woanders waren. Wissen Sie, wo Sie waren und was Sie gedacht haben in dem Moment, wo Ihnen das bewusst wurde?

TN: Jetzt im Nachhinein kann ich nicht mehr sagen, wo ich war, wahrscheinlich da, wo ich immer bin, bei meinen Listen, was ich alles noch nicht erledigt habe und dass ich keine Zeit verschwenden darf. Als ich gemerkt habe, dass ich abgeschweift war, dachte ich jedenfalls: Schon wieder unaufmerksam, da haben wir es wieder, du kriegst noch nicht mal so eine einfache Übung hin!

KL: Da waren also viele Gedanken, sowohl im Rahmen der Ablenkung als auch als Reaktion auf die Erkenntnis der Ablenkung. Wie würden Sie das damit verbundene Gefühl benennen?

TN: Sehr unfreundlich, anklagend.

KL: Könnten Sie mal schauen, ob diese anklagenden Gedanken einen Effekt im Körper haben?

TN: *(schweigt eine Weile)* Ja, wenn ich so in mich reinfühle, dann krampft sich mein Magen zusammen, es ist eng in der Brust und schwer. Und, das ist jetzt ein bisschen schwer vor so vielen Menschen, die ich noch nicht so gut kenne, zu sagen, da kommen mir auch irgendwie die Tränen. *(Einige Kursteilnehmende nicken und schauen mitfühlend.)*

Inquiry nach einem Body Scan: Beispieldialog

KL: Vielen Dank für Ihren Mut, sich mit diesen Erfahrungen hier heute einzubringen! Dies ist ein sehr schönes Beispiel für das, was ich Ihnen allen im Vorgespräch gesagt habe. Dass wir im Kurs erforschen werden, wie Gedanken und Gefühle und die Körperempfindung zusammenhängen. Möchten Sie uns vielleicht noch mitteilen, was Sie jetzt wahrnehmen, nachdem Sie Ihre Empfindungen ausgesprochen haben?

TN: Ich bin tatsächlich etwas überrascht, weil es mir irgendwie leichter ist, obwohl sich doch am Inhalt nichts geändert hat. Ihr Interesse und dass die anderen so freundlich geguckt haben, hat mir irgendwie gutgetan.

KL: Eine Erfahrung mit all ihren Komponenten genauer zu erforschen beinhaltet genau das freundliche Interesse, das wir vorhin in der Definition der Achtsamkeit als Qualität benannt haben. Und auch wenn es an der Sache als solches scheinbar nichts verändert, bringt es mehr Licht ins Dunkel, es ist das Gegenteil von Vermeidung, weil man mit sich selbst und der eigenen Erfahrung in Kontakt geht und auf der zwischenmenschlichen Ebene ermöglicht es auch Kontakt. Vielleicht möchte noch jemand anderes die gemachte Erfahrung erforschen?

INFO 60 • E

Umgang mit einer schwierigen Situation im Kurs: ein Todesfall

Eine Teilnehmerin berichtet im Vorgespräch, dass ihr Mann schon länger krank sei. Der Kurs ist ein Online-Kurs. Zum dritten Kursabend kommt sie zu spät, sie habe noch Medikamente besorgen müssen, ihr Mann habe hohes Fieber. In der darauffolgenden Woche (Abend 4) sagt sie zu Anfang des Kursabends, sie werde sich an diesem Abend eher zurückhalten, sie sei »nicht so gut drauf«. Die Kursleiterin antwortet, dass sie dies respektieren werde, auch wenn sie in sich den Impuls gespürt habe, ein Inquiry anzubieten. Sie sei jedenfalls auch damit herzlich willkommen, da das Thema des vierten Abends »Aversion erkennen« sei. Die Teilnehmerin nimmt äußerlich unverändert an der Sitzung teil, bis sie 20 Minuten vor Schluss, nach der gemeinsamen Durchführung eines 3-Schritte-Atemraums, sagt: »Na gut, jetzt sage ich es halt doch: Am Montag habe ich meinen Mann verloren.«

Die Kursleitung bemerkt in sich zunächst einen Moment, wie vor den Kopf geschlagen zu sein, in dem ein »Nichts« vorherrscht. Danach bemerkt sie Verschiedenes:

- Mitgefühl (Die Arme!)
- Überforderung (Wie soll ich bloß damit jetzt umgehen?!)
- Bauchschmerzen
- Schuldgefühle (Ich hätte am Anfang nachfragen sollen, dann wäre das jetzt nicht passiert!)
- Sorge: Wie geht es den anderen Gruppenmitgliedern? (Wissend, dass ein Kursteilnehmer vor Kurzem einen Herzinfarkt hatte und aktuell unter Anfällen von Panik leidet)

Die Kursleiterin denkt sich mit einem Anflug von Selbstmitgefühl: »Hier kann man eigentlich nichts richtig machen – atme erst mal tief." Sie entschließt sich, zunächst zu kondolieren und die Gruppe daran teilhaben zu lassen, dass dies jetzt ein schwieriger Moment sei, für den es kein Patentrezept gebe. Die Kursteilnehmer sind unterschiedlich betroffen. Einige sprechen ihr Beileid aus, der Mann mit dem Herzinfarkt weint und entschuldigt sich für seine Tränen. Die Kursleiterin beschließt einige Minuten vor Schluss, dieses Thema zu beenden (auch mit der Überlegung, dass in so einer Situation das Wahren des Settings und des Kursrahmens Sicherheit bietet) und versucht noch eine Brücke zum Thema des Kursabends zu schlagen. Der Kursabend wird mit einem Moment der Stille mit der Würdigung des Geschehenen beendet.

Zum nächsten Kursabend möchte die Teilnehmerin nicht kommen, sie schreibt in ihrer E-Mail, sie wolle nicht noch einmal jemanden triggern. Die Kursleiterin antwortet ihr schriftlich: »Ja, da haben Sie etwas Richtiges wahrgenommen, aber ich möchte gerne, dass wir alle (ich auch!) gemeinsam uns damit auseinandersetzen. Alle sind in dem Kurs, weil sie etwas Schmerzhaftes zu verarbeiten haben und andere Möglichkeiten als die bisherigen Strategien ausprobieren möchten. Ich fände es schön, wenn Sie kämen und wir das probieren!« Daraufhin sagt die Teilnehmerin zu. In der folgenden Sitzung entschuldigt sie sich bei den anderen, dass sie ihnen so etwas zugemutet habe. Sie bekommt daraufhin eine Reihe von Rückmeldungen, dass sie sich nicht zu entschuldigen brauche, wie viel Mitgefühl man mit ihr habe und dass alle froh seien, dass sie die Gruppe habe teilhaben lassen. Auch der Mann mit den Tränen dankt ihr und sichert ihr sein Mitgefühl zu. Für die Kursteilnehmerin stellte sich dies als eine besondere Erfahrung heraus, mit ihrem Schmerz und ihrer Unbeholfenheit nicht angeklagt zu werden, sondern aufgefangen zu sein und etwas Neues ausprobieren zu dürfen. Die Kursleitung dankte allen für ihre Offenheit und den Mut, sich der gegenwärtigen Situation zu stellen und leitete zum Thema des Abends 5 über: Zulassen / Seinlassen.

9 Dos und Don’ts

Ein zentrales Element bei der Vermittlung der MBCT stellt die verkörperte Achtsamkeit der Lehrperson dar, die sich der geteilten Menschlichkeit mit den Kursteilnehmenden bewusst ist. Das bedeutet, dass sie nicht aus der Haltung der / des Expert:in ihr Wissen zur Verfügung stellt, sondern sie stellt ihren möglichen Erfahrungsvorsprung in den Dienst der Erfahrung der Teilnehmenden. Das bedeutet, dass sie selbst möglichst nahe an ihren eigenen Erfahrungen ist und diesen mit einer Haltung der Offenheit, Neugier und Akzeptanz begegnet, ohne sofort auf sie zu reagieren. Ein weiterer Aspekt ist die Betonung, dass es kein Richtig oder Falsch gibt.

Informationsmaterial dieses Kapitels

INFO 61 Dos und Don’ts: Durchführung des Inquiry
In diesem Informationsblatt wird jeweils ein Beispiel für ein gelungenes und ein nicht gelungenes Inquiry gegeben.

INFO 62 Dos und Don’ts: Umgang mit den Hausaufgaben
In diesem Informationsblatt werden Positiv- und Negativvorschläge zum Umgang mit den Hausaufgaben gegeben.

INFO 63 Dos und Don’ts: Gleichzeitige Anwendung von Psychotherapie und MBCT
Welches kann ein nützlicher und welches ein eher hinderlicher Umgang mit gleichzeitiger Psychotherapie sein? Einige Dos und Don’ts werden auf diesem Informationsblatt dargelegt.

INFO 64 Dos und Don’ts: Umgang mit Tipps und Ratschlägen aus der Gruppe
Gruppenteilnehmende erteilen zuweilen (ungebetene) Ratschläge. Wie auf hilfreiche und nicht hilfreiche Weise damit umgegangen werden kann, soll in diesem Informationsblatt vorgeschlagen werden.

INFO 65 Dos und Don’ts: Selbstoffenbarung der Kursleitung
In diesem Informationsblatt wird der Umgang mit Selbstoffenbarung reflektiert.

INFO 66 Dos und Don’ts: Umgang mit Erwartungen an den Kurs
MBCT hat sich bei verschiedenen Störungsbildern als hilfreich erwiesen. Dies führt unweigerlich zu Hoffnungen, Erwartungen und Enttäuschungen bei den Kursteilnehmenden. Wie mit diesen umgegangen werden kann, schlägt dieses Informationsblatt vor.

Dos und Don'ts: Durchführung des Inquiry

Im Folgenden finden Sie ein Beispiel für ein gelungenes Inquiry, in dem Raum entsteht für neue Erkenntnisse. Das zweite Beispiel ist ein nicht gelungenes Inquiry, durch das sich der Patient bewertet fühlt und der Raum eng wird.

Fallbeispiel: Ein gelungenes Inquiry

Anna, eine 32-jährige Frau, leidet unter wiederkehrenden depressiven Episoden und hat Schwierigkeiten, ihre Gedanken über Selbstwert und Versagen zu kontrollieren. Sie beschreibt einen inneren Dialog, in dem sie ständig das Gefühl hat, den Erwartungen anderer nicht gerecht zu werden.

T: Anna, Sie haben gerade gesagt, dass Sie das Gefühl haben, den Erwartungen nicht gerecht zu werden. Können Sie mehr darüber erzählen, was Sie wahrnehmen, wenn dieser Gedanke auftaucht?

P: Ich fühle mich dann wertlos und spüre deutliche körperliche Symptome wie Enge in der Brust.

T: Was passiert mit diesem Gefühl der Enge in Ihrer Brust, wenn Sie es einfach nur beobachten, ohne es zu bewerten?

P: Es fühlt sich eng an und schwer.

T: Und was passiert als Nächstes, was spüren Sie im Körper?

P: Das Gefühl ist nicht mehr so intensiv, es wird ein bisschen leichter, wenn ich nicht versuche, es zu verändern.

T: Und gibt es Gedanken, die Sie wahrnehmen können?

P: Ja, ich merke, dass die Gedanken milder werden. Ich kann sehen, dass hier eigentlich niemand Erwartungen an mich stellt, denen ich gerecht werden müsste. Das entlastet mich.

Anna beginnt zu erkennen, dass der Gedanke, den Erwartungen nicht gerecht zu werden, eher eine Gewohnheit ist und nicht unbedingt die Realität widerspiegelt. Sie fühlt sich etwas freier und weniger von diesem Gedanken beherrscht.

Merke

In diesem gelungenen Inquiry konnte Anna ihre Gedanken und körperlichen Empfindungen auf eine neue Weise betrachten, was ihr half, eine weniger reaktive und offenere Haltung zu entwickeln. Sie erlebte eine Erleichterung und eine neue Perspektive auf ihre Erfahrungen.

Dos und Don'ts: Durchführung des Inquiry

Fallbeispiel: Ein misslungenes Inquiry

Thomas, ein 45-jähriger Mann, kämpft mit starken Ängsten in sozialen Situationen. Er erzählt, dass er oft glaubt, er würde von anderen negativ bewertet und als inkompetent wahrgenommen.

T: Thomas, was passiert, wenn dieser Gedanke über die negative Bewertung auftaucht?

P: Ich gerate sofort in Panik und ziehe mich zurück, ohne mit anderen zu sprechen.

T: Könnten Sie versuchen, diesen Gedanken genauer zu betrachten und herauszufinden, ob er wirklich wahr ist?

P: *(fühlt sich von dieser Frage überfordert)* Ich weiß, dass es wahr ist, weil ich immer das Gefühl habe, dass die Leute mich abwerten.

T: Aber können Sie sicher sein, dass das, was Sie fühlen, wirklich die Realität widerspiegelt?

Anstatt die Frage als eine Einladung zu einer tieferen Reflexion zu sehen, wird Thomas zunehmend frustriert. Er fühlt sich missverstanden, da der Therapeut seiner Erfahrung nicht mit genügend Empathie begegnet.

Merke

In diesem misslungenen Inquiry hat der Therapeut eine zu direkte und konfrontative Fragestellung gewählt, ohne genügend Raum für Thomas' emotionale Reaktion zu lassen. Statt den Prozess als offenen, respektvollen Dialog zu gestalten, hat das Inquiry in diesem Fall eher zu einer Verstärkung von Thomas' defensiver Haltung geführt.

Dos und Don’ts: Umgang mit den Hausaufgaben

Die Hausaufgaben stellen einen integralen Bestandteil des Programms dar und sind deshalb immer wieder während des Kurses im Kontext der Gruppengespräche auf verschiedene Weise Thema. Je nachdem, ob sich die Gruppe noch am Anfang des Kurses befindet oder der Kurs bereits fortgeschritten ist, gilt es zu überlegen, welcher Umgang hilfreich und förderlich sein kann.

Dos	▶ Validieren Sie die Mühe, die das tägliche Üben darstellt. ▶ Interessieren Sie sich für die Erfahrungen, die gemacht werden. ▶ Interessieren Sie sich dafür, auf welche Weise die Umsetzung in den Alltag gelungen ist. ▶ Überlegen Sie gemeinsam mit der Gruppe, welche Varianten im Laufe des Tages möglich sind.
Don’ts	▶ Gehen Sie nicht darüber hinweg, wenn Kursteilnehmende nicht üben. Interessieren Sie sich für die Hintergründe. ▶ Seien Sie nicht rigide und pochen Sie nicht auf die Nutzung der ausgegebenen Unterlagen, wenn offensichtlich ist, dass die Selbsterforschung auf andere Weise angepasst wird. ▶ Übergehen Sie nicht die »daily hassles«. Halten Sie Ausschau, wie diese als Moment der Achtsamkeit verstanden werden können. ▶ Ungünstige Formulierung: »Wie wollen Sie denn was Neues lernen, wenn Sie nicht üben. Das hat doch bei den Vokabeln auch schon nicht geklappt.«

Reaktionen auf das Nicht-Üben am Anfang des Kurses

Do:

TN: Ich kam diese Woche einfach nicht zum Üben. Es war auf der Arbeit so viel los und die Kinder waren auch noch krank. Es ist mir abends im Bett erst eingefallen und dann habe ich ein schlechtes Gewissen bekommen und mich geärgert.

KL: Vielen Dank erst mal, dass Sie so offen mit Ihren Schwierigkeiten umgehen! Ich kann gut verstehen, dass es schwerfällt, mit all diesen Alltagsbelastungen auch noch die Zeit zum Üben zu finden. Sie sagen, dass es Ihnen abends im Bett eingefallen ist. Wir haben jetzt zwei Möglichkeiten: Wir können zum einen den Moment näher erforschen, in denen Ihnen die Hausaufgaben wieder eingefallen sind und wie Sie damit umgegangen sind. Zum anderen können wir überlegen, was Sie darin unterstützen könnte, dass es Ihnen leichter fällt, im Laufe des Tages an die Hausaufgaben zu denken.

Don’t:

TN: Ich kam diese Woche einfach nicht zum Üben. Es war auf der Arbeit so viel los und die Kinder waren auch noch krank. Es ist mir abends im Bett erst eingefallen und dann habe ich ein schlechtes Gewissen bekommen und mich geärgert.

KL: Tja, das ist natürlich ungünstig. Wir hatten ja bereits im Vorgespräch über die Notwendigkeit des Übens gesprochen. Sie meinten, das sei kein Problem. Da müssen Sie wohl mal mit Ihrem Mann sprechen, wie Sie das organisiert bekommen.

Dos und Don'ts: Umgang mit den Hausaufgaben

Reaktionen auf das Nicht-Üben im Verlauf des Kurses

Do:

TN: Ich kam diese Woche einfach nicht zum Üben. Es war auf der Arbeit so viel los und die Kinder waren auch noch krank. Es ist mir abends im Bett erst eingefallen und dann habe ich ein schlechtes Gewissen bekommen und mich geärgert.

KL: Oh, das klingt, als hätten Sie echt Stress gehabt! Gab es denn Momente im Laufe des Tages, wo Sie sich der Situation bewusst waren? Wenn Sie einverstanden sind, könnten wir das genauer erforschen. *(Hintergrund: Im Verlauf des Kurses haben die Teilnehmenden zunehmend Erfahrung darin, sich im Alltag des Geschehens bewusster zu sein. Solche Momente gilt es auch zu würdigen und sie als einen Moment des Ausstiegs aus dem Autopilot-Modus zu erkennen.)*

Don't:

TN: Ich kam diese Woche einfach nicht zum Üben. Es war auf der Arbeit so viel los und die Kinder waren auch noch krank. Es ist mir abends im Bett erst eingefallen und dann habe ich ein schlechtes Gewissen bekommen und mich geärgert.

KL: Das ist ja jetzt die vierte Woche in Folge, in der das nicht klappt. Wie steht es eigentlich um Ihre Motivation hier in diesem Kurs?

INFO 63 • E

Dos und Don'ts: Gleichzeitige Anwendung von Psychotherapie und MBCT

Dos	Validieren Sie, dass sich jemand für das jeweils andere Verfahren interessiert.
	Interessieren Sie sich dafür, wie diese Idee / Empfehlung zustande gekommen ist.
	Welche Erfahrungen gibt es bislang mit Psychotherapie oder einem achtsamkeitsbasierten Verfahren?
	Partizipative Entscheidungsfindung bezüglich der Indikation und aktueller Durchführbarkeit.
Don'ts	Vermischen Sie die Therapieformen nicht ohne klare Strukturierung.
	Invalidieren Sie nicht aus Unkenntnis über ein anderes Therapieverfahren die Überlegungen der Patient:innen: ▶ »Das müssen Sie schon mir überlassen zu entscheiden, ob das für Sie das Richtige ist.« ▶ »Was Sie da bislang an Therapie gemacht haben, scheint ja nicht geholfen zu haben.« ▶ »Wir machen jetzt mal eine Achtsamkeitsübung. Das tut Ihnen bestimmt gut.«

Viele Teilnehmende haben Vorerfahrungen mit Psychotherapie, seien sie im Rahmen der kassenärztlichen ambulanten Versorgung oder auch im stationären Setting gewesen. Manche haben sich auch als Selbstzahler:innen Hilfe bei Heilpraktiker:innen oder anderen »Heiler:innen« gesucht.

Wichtig

Alle Indikationen, für die MBCT mittlerweile genutzt wird, haben oft einen rezidivierenden Verlauf und das bedeutet, dass es weder das Versagen der Patient:in oder der Therapeut:in noch des Verfahrens ist, dass sich die Symptomatik erneut zeigt.

INFO 64 • E

Dos und Don’ts: Umgang mit Tipps und Ratschlägen aus der Gruppe

Ratschläge können in vielen therapeutischen und achtsamen Ansätzen aus mehreren Gründen hinderlich sein. Dies bezieht sich sowohl auf die Person, die den Ratschlag erteilt, als auch auf die, der der Rat erteilt wird. Auf beiden Seiten kann die eigene Erfahrung vermieden werden, die Selbstreflexion ist eingeschränkter, statt im Moment zu sein wird der Fokus auf die Problemlösung gelegt.

Dos	Validieren Sie, dass sich jemand Gedanken macht.
	Interessieren Sie sich dafür, auf welche Weise dieser Tipp zustande gekommen ist.
	Fragen Sie, wie die Person selbst mit (ungebetenen) Ratschlägen umgeht.
	Bitten Sie die Gruppe um Zurückhaltung bezüglich Tipps und Ratschlägen und erläutern Sie, dass dies ein Aspekt des Problemlöse-Modus ist und nicht des Sein-Modus.
Don’ts	Gehen Sie nicht darüber hinweg, wenn ein:e Kursteilnehmer:in anderen in der Gruppe Ratschläge erteilt.
	Bestätigen Sie den Tipp nicht einfach.
	Ungünstige Formulierung: »Das machen wir hier nicht so!«

Mögliche Reaktionen der Gruppenleitung auf einen Ratschlag eines Kursteilnehmers an eine andere Teilnehmende

Do:

TN: Die M. hat vorhin gesagt, dass sie die Hausaufgaben immer vergisst. Du kannst es doch ganz einfach so machen, dass du dir den Handytimer stellst! Den muss man ja aktiv ausmachen.

KL: Danke, O., so etwas kann für Einzelne nützlich sein. So, wie Sie es formuliert haben, klingt es ganz einfach. Wir können M. ja fragen, ob das ein Vorschlag sein könnte. Im Weiteren können wir schauen, welche Erfahrungen Sie selbst damit gemacht haben. Und ich glaube, dass wir mit den Möglichkeiten, die M. für sich gerade erforscht, noch nicht ganz fertig waren.

Don’t:

TN: Die M. hat vorhin gesagt, dass sie die Hausaufgaben immer vergisst. Du kannst es doch ganz einfach so machen, dass du dir den Handytimer stellst! Den muss man aktiv ausmachen.

KL: Wenn es so einfach wäre, hätten das wohl alle schon gemacht.

INFO 65 • E

Dos und Don’ts: Selbstoffenbarung der Kursleitung

Der Umgang mit Selbstoffenbarung durch die Kursleitung in einem MBCT-Kurs erfordert, wie in allen Therapieverfahren, ein hohes Maß an Sensibilität und ethischer Überlegung. In der Regel ist es so, dass in therapeutischen Kontexten wie MBCT der Fokus auf den Erfahrungen und Bedürfnissen der Teilnehmenden liegt, und die Kursleitung sollte ihre eigene Geschichte und persönlichen Erfahrungen nur dann teilen, wenn dies für die therapeutische Arbeit förderlich ist und im Einklang mit den Prinzipien der Achtsamkeit und des Respekts vor den Teilnehmenden steht.

Die Leitung eines MBCT-Kurses findet innerhalb des Spannungsfeldes »Leitung / Experte« und »Mitmensch / Mitmeditierende« statt. Die Offenbarung sollte niemals dazu dienen, die Therapeutin selbst in den Mittelpunkt zu stellen oder die eigenen Bedürfnisse und Anliegen zu befriedigen.

Dos	Validieren Sie, dass auch Sie die Schwierigkeiten beim Üben kennen.
	Überlegen Sie, inwieweit eine Selbstoffenbarung die geteilte Menschlichkeit befördern könnte.
	Erkennen Sie an, wenn im Kurs etwas Unerwartetes oder Belastendes war: »Jetzt bin ich erst mal überfragt. Ich denke, wir sollten zunächst einen 3-Schritte-Atemraum gemeinsam praktizieren und dann sehen wir weiter.« Dies kann als Beispiel für den Ausstieg aus dem Autopilot-Modus verstanden werden.
Don’ts	Stellen Sie sich nicht selbst in den Mittelpunkt.
	Stellen Sie die Achtsamkeitspraxis nicht als einen Leistungserfolg dar.

Eine Therapeutin könnte beispielsweise ihre eigenen Erfahrungen mit Achtsamkeit oder schwierigen Momenten teilen, um den Teilnehmenden zu zeigen, dass auch sie mit Herausforderungen konfrontiert ist. Dies könnte eine Normalisierung des Prozesses bewirken, vor allem wenn Patient:innen das Gefühl haben, dass ihre eigenen Erfahrungen nicht »richtig« oder »normal« sind.

Do: »Die Frage, die Sie vorhin gestellt haben, wie lange das dauert, bis es Ihnen von selbst einfällt, einen 3-Schritte-Atemraum durchzuführen, würde ich Ihnen gern aus meiner persönlichen Erfahrung heraus beantworten. Als ich den kennenlernte, fand ich das total überzeugend, den möglichst oft zu machen, damit sich möglichst schnell ein neuronales Netzwerk bildet. Das ging ein paar Tage lang gut und zack, vergessen. Ein paar Tage später fing ich an, mich wieder zu erinnern. Und so ging das eine ganze Weile hin und her. Ich habe damals meine Kursleiterin gefragt. Sie antwortete, ich könnte schauen, was das für Momente seien, in denen es mir einfalle, das könnte das Erinnern stärken.«

Don’t: »Die Frage, die Sie vorhin gestellt haben, wie lange das dauert, bis es Ihnen von selbst einfällt, einen 3-Schritte-Atemraum durchzuführen, das kann ich Ihnen sagen! Also bei mir hat das bestimmt 3 Jahre gedauert, bis ich das konnte. Das war echt eine harte Zeit. Da müssen Sie sich noch ein bisschen ranhalten.«

INFO 66 • E

Dos und Don'ts: Umgang mit Erwartungen an den Kurs

MBCT wurde speziell für Menschen mit verschiedenen psychischen Problemen entwickelt. Dies führt unweigerlich zu Hoffnungen und Erwartungen bei den Kursteilnehmenden, die sich verständlicherweise besser fühlen möchten. Gleichzeitig wird mithilfe der achtsamen Praxis versucht, eine »Absichtslosigkeit« zu erreichen, ein »Im Hier und Jetzt sein«, das alles miteinschließt, auch momentan Unangenehmes. Dies führt zu einem Spannungsfeld, das sich nicht ganz selbstverständlich auflösen lässt.

Dos	Validieren Sie die offen geäußerten Hoffnungen und Enttäuschungen und bieten Sie ein Inquiry an, um die Effekte derselben zu erforschen.
	Erkunden Sie gemeinsam mit den Teilnehmenden das Spannungsfeld »sich besser fühlen wollen« als Grundlage der Kursteilnahme und der in der Achtsamkeit vermittelten »Absichtslosigkeit«.
	Lernen Sie, Erwartungen und Idealvorstellungen zu erkennen und als Gedanken zu identifizieren.
	Vermitteln Sie das Prozesshafte und die Entwicklung von Selbstmitgefühl und Geduld.
Don'ts	Werten Sie die Bemühungen der Teilnehmenden nicht als nicht ausreichend ab.
	Intervenieren Sie nicht aus eigener Zielorientiertheit (»Wenn es den Menschen nicht besser geht, habe ich als Kursleitung versagt«).
	Werden Sie nicht ungeduldig.

Im Folgenden werden einige Ansätze vorgestellt, wie damit umgegangen werden kann:

(1) Achtsame Wahrnehmung der Erwartungen: MBCT fördert die achtsame Wahrnehmung von Gedanken, Gefühlen und Erwartungen – insbesondere, wenn diese als feste Ziele an den Kurs oder an sich selbst verstanden werden.

(2) Offenheit und Akzeptanz fördern: Der Kurs sollte dazu ermutigen, eine Haltung der Offenheit gegenüber dem eigenen Erleben zu entwickeln, so wie es ist und nicht, wie es sein soll. Der Versuch, eine bestimmte Vorstellung zu erreichen, führt meist zu mehr Anspannung und Frustration.

(3) Flexibilität im Umgang mit Zielen: Die Teilnehmenden werden dazu angeregt, den Prozess selbst wertzuschätzen.

(4) Selbstmitgefühl entwickeln: Gerade wenn Schwierigkeiten auftauchen und als Autopilot-Reaktion Selbstkritik stattfindet braucht es Selbstmitgefühl.

Wichtig

Insgesamt ist der Umgang mit Erwartungen und Idealvorstellungen in einem MBCT-Kurs darauf ausgerichtet, eine achtsame und akzeptierende Haltung zu fördern, die den Teilnehmer:innen hilft, die Realität ihrer eigenen Erfahrungen zu akzeptieren, ohne sich von unrealistischen Vorstellungen leiten zu lassen.

10 Mein Wissen überprüfen und anwenden

In diesem Kapitel können Sie Ihr Wissen zu den Grundlagen der Achtsamkeit, der MBCT und traumasensitiver Achtsamkeit überprüfen. Die Wissensfragen greifen die in den theoretischen Kapiteln dargestellten Themen auf. Des Weiteren finden Sie Darstellungen verschiedener Szenarien, wie sie sich im persönlichen und / oder Kursalltag zutragen können. Hier sind Sie eingeladen, sich Gedanken zu machen, wie Sie das erworbene Wissen in praktisches Tun für sich und Ihre Patient:innen umsetzen könnten. Am Ende des Kapitels finden Sie die Lösungen und Vorschläge für die Bewältigung der geschilderten Szenen.

Arbeitsblätter dieses Kapitels

AB 4 Wissen überprüfen: Grundprinzipien der Achtsamkeit und deren Bedeutung
Auf diesem Arbeitsblatt können Sie Ihr Grundlagenwissen zu Achtsamkeit überprüfen. Welches sind wichtige Grundprinzipien und welche Bedeutung und Wirkung haben sie.

AB 5 Wissen überprüfen: Grundlagen der MBCT
In diesem Arbeitsblatt können Sie Ihr Wissen zu MBCT im Allgemeinen sowie zu einigen Aspekten der Grundlagen überprüfen.

AB 6 Wissen überprüfen: Traumasensitive Achtsamkeit
In diesem Arbeitsblatt können Sie Ihre Kenntnisse im Bereich der traumasensitiven Achtsamkeit überprüfen.

AB 7 Wissen anwenden: Der Umgang mit der eigenen »Unachtsamkeit«
Anhand eines Alltagsbeispiels, indem sie bemerken, dass Achtsamkeit ihnen schwerfällt, können Sie versuchen, die Prinzipien der Achtsamkeit für sich selbst anzuwenden.

AB 8 Wissen anwenden: Eine Teilnehmerin kommt ins Hyperarousal
Auf diesem Arbeitsblatt können Sie Ihr Wissen und Ihre Überlegungen zu einer solchen Situation im Kurs erproben.

AB 9 Wissen anwenden: Eine Teilnehmerin entwertet den Kurs und kann die Übungen im Alltag nicht nutzen
Auf diesem Arbeitsblatt werden Sie gebeten, sich zu überlegen, wie Sie mit einer solch schwierigen Situation im Kurs achtsam umgehen könnten. Die Auflösung wird u. a. in Form eines Beispieldialogs dargestellt.

Hinweise, Antworten und Lösungsbeispiele

AB 4 • Ü

Wissen überprüfen: Grundprinzipien der Achtsamkeit und deren Bedeutung

(1) Welches sind die wichtigsten Grundprinzipien der Achtsamkeit?

....

....

....

....

....

....

(2) Was bedeutet »Selbstregulation der Aufmerksamkeit« im Rahmen der Achtsamkeitspraxis?

☐ (a) Die Fähigkeit, die eigene Aufmerksamkeit bewusst zu lenken und zu halten.

☐ (b) Sich nicht ablenken zu lassen, indem man störende Gedanken unterdrückt.

☐ (c) Multitasking zu vermeiden.

☐ (d) Aufmerksamkeit ausschließlich auf angenehme Erfahrungen zu richten.

(3) Warum ist Gegenwärtigkeit (»Im Moment sein«) ein zentrales Prinzip der Achtsamkeit?

☐ (a) Weil es hilft, sich besser an die Vergangenheit zu erinnern.

☐ (b) Weil Sorgen um die Zukunft dadurch vermieden werden können.

☐ (c) Weil der gegenwärtige Moment die einzige direkte Erfahrung ist, die wir haben.

☐ (d) Weil es eine Technik ist, um schneller Entscheidungen zu treffen.

(4) Was bedeutet im achtsamen Umgang mit inneren Erfahrungen der Begriff »Akzeptanz«?

☐ (a) Dass man alle Gedanken und Gefühle gut finden muss.

☐ (b) Dass man unerwünschte Gedanken und Gefühle aktiv bekämpft.

☐ (c) Dass man Gedanken und Gefühle als vorübergehende Ereignisse im Geist anerkennt, ohne sie zu bewerten.

☐ (d) Dass man sich auf positive Gedanken fokussiert und negative ignoriert.

AB 5 • Ü

Wissen überprüfen: Grundlagen der MBCT

(1) Bitte benennen Sie die Grundlagen der MBCT in der klinischen Anwendung:

....

....

....

(2) Bitte nennen Sie einige Aspekte der spezifischen Vulnerabilität von Menschen mit rezidivierenden Depressionen:

....

....

....

....

....

....

(3) Wie kann Achtsamkeit bei der Rückfallprophylaxe helfen und was hat dies mit metakognitivem Gewahrsein zu tun?

....

....

....

(4) Warum sind Freundlichkeit und Mitgefühl wichtige Prinzipien in der MBCT?

- ☐ (a) Weil Freundlichkeit hilft, den Kreislauf aus Selbstkritik und negativem Grübeln zu durchbrechen.
- ☐ (b) Weil es bei der Arbeit mit Mitgefühl vor allem um eine kognitive Neubewertung von negativen Gedanken geht, um eine realistischere Perspektive zu gewinnen.
- ☐ (c) Weil es eine mitfühlende Haltung leichter macht, schwierige Emotionen zu akzeptieren, anstatt sich in Widerstand oder Vermeidung zu verlieren.
- ☐ (d) Weil die Praxis von Mitgefühl dabei unterstützt, automatische negative Gedanken zu erkennen und ihnen mit einer wohlwollenden Perspektive zu begegnen, anstatt sich von ihnen vereinnahmen zu lassen.
- ☐ (e) Weil es in der MBCT nicht darum geht, das Leiden zu lindern, sondern es vollkommen zu akzeptieren, ohne es verändern zu wollen.

AB 6 • Ü

Wissen überprüfen: Traumasensitive Achtsamkeit

(1) Welche Elemente, die durch Achtsamkeit geschult werden, können die Kapazität für Traumaintegration erhöhen?

....

....

....

(2) Warum kann das Üben von Achtsamkeit bei Menschen mit Traumafolgestörungen ein »zweischneidiges Schwert« sein?

....

....

....

....

(3) Welches sind die fünf Prinzipien der traumasensitiven Achtsamkeit?

....

....

....

....

....

AB 7 • Ü

Wissen anwenden: Der Umgang mit der eigenen »Unachtsamkeit«

Heute bin ich müde und lustlos. Am Morgen hatte ich schon Streit mit meinem Mann, weil ich an ihm herumgenörgelt habe. Gleichzeitig spüre ich Druck, dass ich als Achtsamkeitspraktizierende und Kursleiterin so nicht sein sollte. Ich bekomme Bauchschmerzen eine Stunde bevor der Kurs beginnt, fühle mich zunehmend nervös, wie ich den Kurs »vernünftig« hinbekommen soll. 10 Minuten vor Kursbeginn fällt mir im Kursraum ein Glas aus der Hand, der Teppich und zwei Sitzkissen sind nass und das Glas ist zersprungen.

Wie verfahren Sie in dieser »verfahrenen« Situation?

....

....

....

....

....

....

....

....

AB 8 • Ü

Wissen anwenden: Eine Teilnehmerin kommt ins Hyperarousal

Situation: Sie wissen von einer Teilnehmerin aus dem Vorgespräch, dass sie als Mitarbeiterin in einer Bankfiliale einmal einen bewaffneten Überfall miterleben musste, bei der sie als Kassiererin direkt mit einer Waffe bedroht worden war. Sie hatte eine PTBS entwickelt, durch die Berufsgenossenschaft eine spezifische Traumatherapie gemacht und war diesbezüglich beschwerdefrei. Im Rahmen einer Autoimmunerkrankung kommt es bei einem Schub auch zu depressiven Episoden, denen sie gern anders begegnen möchte als nur mit Medikamenten. Deshalb beschließt sie, an einem MBCT-Kurs teilzunehmen. Am 4. Kursabend, während sie die Meditation anleiten, knallt in Ihrer Praxis eine Tür. Sie schenken dem keine weitere Aufmerksamkeit, weil das nichts Ungewöhnliches ist. Sie selbst haben während der Anleitung die Augen geschlossen, die sie nach einer Weile, routinemäßig, öffnen. Sie sehen, dass die Teilnehmerin rote Flecken am Hals und im Gesicht hat und leicht hyperventiliert und mit weit geöffneten Augen dasitzt. Sie merken, dass Sie sich selbst erschrecken. Wie gehen Sie vor?

Bezogen auf sich selbst:

....

....

....

Bezogen auf die Teilnehmerin:

....

....

....

Bezogen auf die Gruppe:

....

....

....

AB 9 • Ü

Wissen anwenden: Eine Teilnehmerin entwertet den Kurs und kann die Übungen im Alltag nicht nutzen

Sie sind in Einheit 5 des Kurses und laden nach der Durchführung der Sitzmeditation zu einem Austausch über die Übungserfahrung und auch über die Erfahrung mit der Übungspraxis zu Hause ein. Eine Teilnehmerin, die Ihnen direkt gegenübersitzt, meldet sich nervös und verärgert und platzt mit den Worten heraus: »Ich kann nichts von dem, was wir hier lernen, umsetzen. Ich weiß gar nicht, was das alles hier soll und warum ich das zu Hause üben soll. Das macht doch alles keinen Sinn. Ich weiß gar nicht, ob ich das hier weiter machen will.«

Sie merken, dass Sie sich innerlich gestresst fühlen und nehmen Hilflosigkeit wahr, weil dieses Urteil über den Kurs und die Übungen so allumfassend ist. Wie gehen Sie vor?

Bezogen auf sich selbst:

....

....

....

Bezogen auf die Teilnehmerin:

....

....

....

Bezogen auf die Gruppe:

....

....

....

Hinweise, Antworten und Lösungsbeispiele

AB 4 Wissen überprüfen: Grundprinzipien der Achtsamkeit und deren Bedeutung (INFO 7 + 8)

Frage (1):

- Bewusstes Wahrnehmen
- Gegenwärtigkeit (Im Moment sein)
- Nicht-Bewerten / Akzeptanz
- Offenheit und Neugier (Anfänger-Geist)
- Selbstregulation der Aufmerksamkeit
- Freundlichkeit und Mitgefühl

Frage (2): Richtige Antwort: a

Frage (3): Richtige Antwort: c

Frage (4): Richtige Antwort: c

AB 5 Wissen überprüfen: Grundlagen der MBCT (INFO 9, 10 + 12)

Frage (1)

- Achtsamkeit: Die Förderung der Achtsamkeit durch die im Kurs erlernten Übungen fördert die Wahrnehmung und Beobachtung von Körperempfindungen, Gedanken und Emotionen, ohne automatisch auf sie zu reagieren. Die Wechselwirkungen der 3 Bereiche werden hierdurch erfahrbarer.
- Kognitive Theorie: Die der KVT zugrundeliegenden Überlegungen, dass dysfunktionale Denkmuster wie negative, wiederkehrende Gedanken über sich und die Welt zur Entstehung und Aufrechterhaltung von psychischen Erkrankungen beitragen, werden durch spezifische Übungen im Kurs beobachtbar. Der Unterschied zur Psychotherapie besteht darin, dass keine Veränderung des Inhaltes der Gedanken angestrebt wird, sondern dass 1. Wahrgenommen wird, dass Denken als Prozess stattfindet und 2. Dass es nicht notwendig ist, sich mit dem Inhalt des Denkens zu identifizieren.
- Prävention von Rückfällen: Der Teufelskreis von Grübeln und negativem Denken kann durch den Ausstieg aus dem Autopiloten-Modus in den Sein-Modus unterbrochen werden, z. B. in dem der Fokus auf den Körper gerichtet wird. Andere Denk- und Handlungsmöglichkeiten können sich eröffnen.

Frage (2)

- Eine moderat negative Stimmung kann unbemerkt die Gedanken in eine negative und verallgemeinernde Richtung ändern.
- Die Menschen können sich von der schlechten Stimmung und den negativen Gedanken nicht mehr lösen – aus Angst, sie könnten erneut eine Depression erleben.
- Die Gefühle werden automatisch bekämpft und werden eben dadurch aufrechterhalten *(what you resist, persists).*
- Es setzen das erlernte Vermeidungsverhalten und Grübeln ein, um die schlechte Stimmung zu bewältigen.
- Diese Mechanismen sind dysfunktional, vertiefen die schlechte Stimmung und halten sie aufrecht.
- Frühwarnsignale können nicht erkannt werden.
- Die Folge ist möglicherweise eine erneute depressive Episode, wenn dies alles unbewusst und im Autopiloten abläuft.

Frage (3):

- Achtsamkeit hilft, Negativschleifen im Kopf zu erkennen und sein zu lassen.
- Schwierige Gedanken verlieren so Schritt für Schritt ihre Macht und eine mitfühlende, freundliche Haltung sich selbst gegenüber kann entstehen.

- Probleme sollen nicht vermieden oder bekämpft werden, sondern stattdessen werden Schwierigkeiten bewusst, akzeptierend und nicht-wertend wahrgenommen, um eine hilfreichere Lösung zu finden.

Das metakognitive Gewahrsein hilft dabei, Kognitionen nicht mehr so »persönlich« zu nehmen; den Autopilot-Modus mit seiner üblichen Reaktivität wahrnehmen zu können. Es wird möglich, zu dezentrieren, sich zu de-identifizieren, eine beobachtende Haltung einzunehmen, die es erlaubt, Gedanken und Gefühle als vorübergehende geistige und emotionale Zustände zu sehen, ebenso wie Körperempfindungen.

Frage (4): Richtige Antworten: a, c + d

AB 6 Wissen überprüfen: Traumasensitive Achtsamkeit (INFO 17)

Frage (1):
- Drei Komponenten der Selbstregulation: Aufmerksamkeitsregulation, Körpergewahrsein, Emotionale Regulation
- Das duale Gewahrsein
- Fähigkeit zur Konfrontation mit dem Unangenehmen

Frage (2): Im Kontext der Achtsamkeitspraxis werden die Teilnehmenden eingeladen, sich für alle Erfahrungen zu öffnen. Sollten diese jedoch über Affektbrücken an die traumatischen Erfahrungen gekoppelt sein, und die übende Person sich noch nicht ausreichend regulieren können, kann es zu Wiedererleben kommen.

Frage (3)
- Innerhalb des Toleranzfensters bleiben
- Aufmerksamkeit verlagern, um Stabilität zu unterstützen
- Den Körper im Auge behalten
- Sicherheit und Stabilität in Beziehungen
- Den sozialen Kontext einbeziehen

AB 7 Wissen anwenden: Der Umgang mit der eigenen »Unachtsamkeit«

Lösungsvorschlag: Unachtsamkeit wird nicht als Hindernis oder Fehler gesehen, sondern als eine wertvolle Gelegenheit zur persönlichen Weiterentwicklung, als Teil des Weges der Achtsamkeitspraxis. Und so können wir im Kurs dann auch damit umgehen, indem wir:
- **Selbstmitgefühl praktizieren** Den Moment der Unachtsamkeit mitfühlend annehmen und die geteilte Menschlichkeit anerkennen.
- **Pause machen** Sich einen Moment der Stille gönnen und bewusst atmen, um den eigenen Fokus wiederzuerlangen. In einer Gruppensitzung könnte auch eine kurze, gemeinsame Achtsamkeitsübung sinnvoll sein, um die Aufmerksamkeit wieder kollektiv zu lenken.
  Im beschriebenen Beispiel wäre es möglich, die bereits angekommenen Teilnehmenden einzuladen, während Sie noch Ordnung machen, die in ihnen aufkommenden Gefühle, Gedanken und Körperempfindungen bewusst wahrzunehmen.
- **Ehrlichkeit gegenüber den Teilnehmer:innen** Das Teilen der eigenen Unachtsamkeit schafft eine Atmosphäre der Authentizität und zeigt, dass Achtsamkeit auch für Lehrende eine kontinuierliche Praxis ist. Diese Offenheit kann den Teilnehmer:innen helfen, mehr Verständnis für sich selbst zu entwickeln.
- **Achtsamkeit in der Vorbereitung:** Wenn dies vor dem Kurs oder im Kurs öfter passiert, könnte es hilfreich sein, über eine sorgfältige und achtsame Vorbereitung auf den Kurs nachzudenken. Sich vor Beginn des Kurses Zeit einräumen für eine Meditation, um die nötige Ruhe und Klarheit zu finden.

- **Supervision und Peer-Support** Regelmäßige Supervision oder Peer-Support-Gruppen bieten Raum für Reflexion, in denen man schwierige Momente besprechen und gemeinsam Lösungen finden kann. So wird die eigene Praxis kontinuierlich unterstützt und weiterentwickelt.

Indem wir mit Unachtsamkeit achtsam umgehen, sind wir nicht nur Rollenmodell für den Umgang mit Schwierigkeiten und Erwartungen in der Achtsamkeitspraxis, sondern tragen auch zu einem authentischen und mitfühlenden Lernumfeld im Kurs bei.

AB 8 Wissen anwenden: Eine Teilnehmerin kommt ins Hyperarousal

Lösungsvorschlag: Zunächst nehmen Sie Kontakt mit sich selbst auf, und fragen sich, was Sie jetzt brauchen, um mitfühlend und wohlwollend mit sich bleiben zu können und sich an die Prinzipien der traumasensitiven Achtsamkeit zu erinnern. Die Situation ist nicht ganz einfach zu lösen. Sie haben eine Gruppe, der Sie gerecht werden möchten und gleichzeitig eine Einzelperson, der es sichtlich nicht gut geht. Die Entscheidung über das weitere Vorgehen hängt auch davon ab, wie lang die Meditation schon andauert. Es ist in dieser Situation vermutlich sinnvoll, die Meditation insgesamt kürzer zu halten als Sie evtl. geplant hatten.

Eine erste Möglichkeit der Kontaktaufnahme kann nonverbal sein, signalisieren Sie der TN, dass Sie sie gesehen haben (*Prinzip 4: Stabilität in der Beziehung*). Dann können Sie zunächst in die Meditationsanleitung einen Satz einbauen, wie z. B.: Und es kann sein, dass während der Meditation Gedanken, Gefühle oder Körperempfindungen auftauchen, die intensiv sein können und alle Aufmerksamkeit auf sich ziehen. Sie können jederzeit zu dem von Ihnen gewählten Anker zurückkehren (*Prinzip 2: Aufmerksamkeitsverlagerung*), ganz ohne Bewertung. Es ist auch möglich, die Körperhaltung (*Prinzip 3: den Körper im Auge behalten*) zu ändern, die Bewegung während der Veränderung mit freundlicher Aufmerksamkeit begleiten. Während Sie dies sprechen, beobachten Sie mögliche Effekte. Die Teilnehmerin signalisiert ihnen, dass es sich etwas beruhigt. Bringen Sie die Meditation dennoch alsbald zu einem Ende, indem Sie die Teilnehmenden einladen, aufmerksam wahrzunehmen, auf welche Weise der Körper sich nach der Meditation bewegen möchte (*Prinzip 3: Körper*).

Im anschließenden Inquiry empfiehlt es sich, die Teilnehmerin direkt anzusprechen, nicht ohne sie um Einverständnis für Rückfragen zu bitten (*Prinzip 4: Beziehung*). Sollte die Teilnehmerin bereit sein, über ihre Erfahrung zu sprechen, erforschen Sie diese zunächst behutsam. Sollte deutlich werden, dass die Teilnehmerin weiterhin außerhalb des Toleranzfensters ist, so benennen Sie dies und erläutern Sie kurz, dass Sie ihr gern helfen möchten, wieder ins Toleranzfenster zu finden. Laden Sie die anderen Teilnehmenden ein, sich an den entsprechenden Übungen / Veränderungen teilzunehmen, damit sich die Betroffene nicht so beobachtet fühlt. Regen Sie vor allem Bewegung an, die mit sich strecken, den Brustkorb öffnen zu tun hat, festes Aufstampfen auf dem Boden, den Körper kräftig abreiben etc. Erst wenn die Teilnehmerin wieder sicher im Toleranzfenster ist, gehen Sie dazu über, zu erforschen, was diesen Zustand ausgelöst haben könnte. Nach Beendigung dieser individuellen Klärung erläutern Sie der Gruppe (unter Wahrung der Schweigepflicht!) das Toleranzfenster und wie man sich dabei unterstützen kann, in demselben zu bleiben. Evtl. vereinbaren Sie mit der Teilnehmerin ein Einzelgespräch.

AB 9 Wissen anwenden: Eine Teilnehmerin entwertet den Kurs und kann die Übungen im Alltag nicht anwenden

Umgang mit der eigenen Aufregung:
Zunächst einmal ist es wichtig, selbst wieder in einen ruhigeren, gelasseneren Zustand zu kommen, in dem Sie sich sammeln und schauen, welcher Anker für Sie jetzt hilfreich sein kann. Die Herausforderung hier ist, dem Handlungsdruck zu widerstehen (*Tun-Modus*) und erst einmal innezuhalten (*Sein-Modus*).

Im Sein-Modus können Sie sich vergegenwärtigen, dass die Probleme, die die Patientin hat, ganz normal sind und dass Sie für sie nicht die Lösung haben müssen. Sie können die Lösung mit ihr gemeinsam erarbeiten und erst einmal herausfinden, was genau die Patientin eigentlich erlebt.

Umgang mit der Patientin:
Im nächsten Schritt können Sie erstmal würdigen, dass dies sicher keine einfache Situation für die Patientin ist *(Normalisieren)* und sie fragen, ob sie bereit ist, gemeinsam zu schauen, was die Hintergründe ihrer Erfahrung sind und wie sie damit anders umgehen kann. Wenn sie zustimmt, können Sie im Inquiry erfragen, wie genau es sich zu Hause gestaltet, wenn sie üben möchte.

Im folgenden Beispieldialog macht die Therapeutin der Patientin keinen Druck, dass sie die Übungen in ihren Alltag integrieren soll, sondern erforscht mit ihr gemeinsam, was das Leiden hinter ihrer Aussage ist und es entstehen Verbundenheit und ein Perspektivwechsel.

T: Mögen Sie einmal schildern, wie es dazu kommt, dass Sie zu Hause nicht üben können.

P: Wir bauen gerade unser Haus um, schon um 7.00 Uhr sind die Handwerker da und die arbeiten den ganzen Tag. Wenn ich mich mittags zum Body Scan zurückziehen möchte, dann geht das nicht, weil da gerade die Kinder nach Hause kommen, und abends bin ich dann einfach zu müde, da schlafe ich einfach nur ein.

T: Oh, da haben Sie aber eine sehr herausfordernde Situation, da würde es mir auch schwerfallen, zu üben. Und wie ist es dann abends, wenn Sie merken, dass Sie nicht geübt haben?

P: Dann denke ich, so ein Mist, wer hat diesen blöden Kurs erfunden. Wissen die denn nicht, dass der Alltag so voll sein kann, dass man gar keine Zeit hat zu üben. Und dann sagen die auch noch, das Üben ist sehr wichtig, damit die Achtsamkeit wirkt.

T: D. h. sie sind dann ganz schön ärgerlich. Das kann ich verstehen, das ist ja auch schwierig.

P: Und dann denke ich daran, was die anderen Teilnehmenden erzählen und wie sie von dem Kurs profitieren und bei mir tut sich nichts. Ich muss dann im Kurs wieder sagen, ich konnte nicht üben.

T: Und darf ich fragen, wie Sie sich dann fühlen, wenn sie das Denken?

P: Ich habe Schuld- und Schamgefühle und überlege, ob ich überhaupt zur nächsten Kurseinheit gehen will. Eigentlich nicht, denn das bringt ja doch alles nichts. Und bei mir klappt das wieder einmal nicht. Das ist ja nicht das erste Mal in meinem Leben.

T: Sehr schön, dass sie gekommen sind, das zeigt ja, dass Sie doch zuversichtlich sind, dass Ihnen das hier etwas bringen könnte.

P: Ja, wenn ich sehe, wie die anderen profitieren, möchte ich das auch und deshalb komme ich.

T: Ja und darin möchte ich Sie gerne unterstützen. Was ich verstehe, ist, dass Sie eine ganz schwierige Situation zu Hause haben, die es Ihnen erschwert, die formalen Übungen zu machen. Und dass dies bei Ihnen Gefühle von Ärger, Scham und Schuld auslöst sowie Denkgewohnheiten von Versagen, bei mir klappt es nicht etc. Und als Handlungsimpuls taucht dann Rückzugs- und Vermeidungsverhalten auf.

P: Ja genau, so ist es.

T: Wenn wir es so betrachten, könnten wir sagen, Sie erleben gerade genau das, was wir uns hier gemeinsam in dem Kurs anschauen, und somit ist es eine gute Gelegenheit, jetzt neue Wege des Umgangs damit zu suchen. Haben Sie dazu eine Idee? *(Intervention Perspektivwechsel).*

P: Ja, vielleicht muss ich es erstmal akzeptieren, dass es gerade schwierig für mich ist und ich an den Umständen nichts ändern kann. Und ich könnte ja versuchen, freundlicher mit mir zu sein und mich nicht gleich dafür zu verurteilen, dass ich *es mal wieder nicht hinbekomme.*

T: Ja genau. Und darf ich einmal die anderen miteinbeziehen und fragen, ob sie das auch kennen … *(Intervention Einbezug der Gruppe, geteilte Menschlichkeit)*

Umgang mit der Gruppe:
Von hier aus können Sie die Gruppe mit einbeziehen, andere Gruppenmitglieder können ihre Erfahrungen teilen und es kann ein Raum von Verbundenheit und Normalität entstehen. Gleichzeitig entsteht hier ein Perspektivwechsel von *Hausaufgaben nicht machen ist schlecht und macht Schuldgefühle* hin zu *Hausaufgaben nicht machen können ist eine Gelegenheit, Gewohnheitsmuster und negatives Denken zu erkennen und einen selbstfürsorglichen Weg zu finden, wie ich damit umgehen kann.* Zum Abschluss können sie gemeinsam mit der gesamten Gruppe erarbeiten, wie wir uns kleine Momente der Achtsamkeit im Alltag einräumen und den Drei-Schritte-Atemraum anwenden können, um Selbstfürsorge zu praktizieren. Gemeinsam kann ein kreativer Raum entstehen und die Patientin, die nicht geübt hat, wird sich vermutlich nicht mehr so ausgeschlossen fühlen.

11 Wo kann ich mehr erfahren?

In diesem Kapitel wollen wir einige Ressourcen empfehlen, die verschiedene Themen rund um die Achtsamkeit vertiefend behandeln.

Informationsblätter dieses Kapitels

INFO 67 Lehrbücher und Arbeitsmaterialien zu MBCT
In diesem Informationsblatt wird eine subjektive Auswahl an weiterführender und vertiefender Lektüre genannt.

INFO 68 MBSR, Weiterentwicklungen und besondere Anwendungen der Achtsamkeit
Auf diesem Informationsblatt finden Sie Hinweise und kurze Erläuterungen einiger spezifischer Anwendungen der Achtsamkeit, die sich als achtwöchige Kurse etabliert haben.

INFO 69 Empfehlungen zu den Hintergründen der Buddhistischen Philosophie und Psychologie
Hier finden Sie einige Buchtitel von westlichen Lehrenden, die die buddhistischen Hintergründe insbesondere Menschen im Westen näherbringen.

INFO 70 Kurssuche und Retreat-Zentren
Zum Beginn oder zur Vertiefung der eigenen Praxis empfiehlt sich die Teilnahme an einem Achtsamkeitskurs und im Weiteren an längeren Retreat-Zeiten. Auf diesem Informationsblatt wird eine Auswahl angeboten.

INFO 71 MBCT-Ausbildung und -Zertifizierung
Auf diesem Informationsblatt werden die aktuellen Voraussetzungen für eine MBCT-Ausbildung und Zertifizierung im deutschsprachigen Raum dargestellt, die auch vom MBSR-MBCT-Verband Deutschland und vom MBSR-Verband Schweiz anerkannt sind.

INFO 67 • V

Lehrbücher und Arbeitsmaterialien zu MBCT

Mittlerweile sind zahlreiche Bücher zum Thema MBCT erschienen, zum Teil als Übersetzungen aus dem englischen Original, z. T. von deutschsprachigen Autor:innen. Es kann sich hier nur um eine subjektive Auswahl handeln.

- Williams, M., Teasdale, J., Segal, Z. & Kabat-Zinn, J. (2010). Der achtsame Weg durch die Depression. Freiburg: Arbor.
  Beschreibt das MBCT mit seinen Hintergründen in der ursprünglichen Fassung mit 2 Audio-CDs.
- Segal, Z., Williams, M. & Teasdale, J. (2015). Die Achtsamkeitsbasierte Kognitive Therapie der Depression (2. Aufl.). Tübingen: DGVT-Verlag.
  Die 2., überarbeitete und erweiterte Auflage stellt den Kurs und seine theoretischen Hintergründe ausführlich vor.
- Meibert, P. (2017). MBSR und MBCT: Achtsamkeit in der therapeutischen Praxis. München: Reinhardt
  Stellt MBSR und MBCT für Therapeut:innen dar.
- Juchmann, U. (2020). Achtsamkeit in der Psychotherapie. MBCT in der Praxis. Weinheim: Beltz.
- Meibert, P. (2014). Der Weg aus dem Grübelkarussell. Das MBCT-Buch. München: Kösel
  Das erste deutschsprachige Buch, welches den MBCT-8-Wochen Kurs darstellt.

Audioaufnahmen/ CDs

- Kabat-Zinn, J. (1999). Stressbewältigung durch die Praxis der Achtsamkeit. Freiburg: Arbor.
- Kabat-Zinn, J. & Altner, N. (2009). Achtsamkeit für Anfänger. Freiburg: Arbor.
- Kabat-Zinn, J. & Born, H. (2007). Achtsamkeit und Meditation im täglichen Leben. Freiburg: Arbor.
- Kabat-Zinn, J. & Born, H. (2010). Die MBSR-Yogaübungen: Stressbewältigung durch Achtsamkeit. Freiburg: Arbor.
- Kabat-Zinn, J. & Kesper-Grossman, U. (2009). Die heilende Kraft der Achtsamkeit. Freiburg: Arbor.
- Kornfield, J. (2007). Meditation für Anfänger. München: Arkana.
- Thich Nhat Hanh & Nguyen Anh-Huong (2008). Geh-Meditation. München: Arkana.
- Lehrhaupt, L., Meibert, P. & Krudup, K. (2013). Stress bewältigen mit Achtsamkeit, MBSR- und Achtsamkeitsübungen für jeden Tag. München: Kösel.

MBSR, Weiterentwicklungen und besondere Anwendungen der Achtsamkeit

MBSR: Kabat-Zinn, J. (2013): Gesund durch Meditation. Das große Buch der Selbstheilung mit MBSR. München: Knaur. (Englisch: *Full Catastrophe Living*).
Jon Kabat-Zinn erläutert in dem Buch die Entwicklung und das Grundgerüst des MBSR.

MBPM: Penman, D. & Burch, V. (2015): Schmerzfrei durch Achtsamkeit: Die effektive Methode zur Befreiung von Krankheit und Stress. Reinbek: Rororo.
Die Autor:innen erläutern in dem Buch das Mindfulness Based Pain Management Programm (MBPM), welches von Vidyamala Burch und Kollegen entwickelt wurde zum achtsamen und mitgefühlsbasierten Umgang mit chronischen Schmerzen und anderen chronischen Erkrankungen.

MSC: Germer, C. (2010). Der achtsame Weg zur Selbstliebe. Wie man sich von destruktiven Gedanken und Gefühlen befreit. Freiburg: Arbor.
Mindful Self Compassion ist ein achtwöchiger Kurs, entwickelt von Christopher Germer und Kristin Neff, Pioniere im Feld der Forschung zu Selbstmitgefühl. Mittlerweile ist dieses Thema breit beforscht worden. Der Entwicklung von Selbstmitgefühl werden verschiedene salutogenetische Effekte zugeschrieben. In diesem Programm ist der Schwerpunkt die Entwicklung des Selbstmitgefühls.

MBCL: Van den Brink, E. & Koster, F. (2013). Mitfühlend leben: Mit Selbst-Mitgefühl und Achtsamkeit die seelische Gesundheit stärken: Mindfulness-Based Compassionate Living – MBCL. München: Kösel.
Mindfulness Based Compassionate Living wurde von zwei niederländischen Achtsamkeitslehrern entwickelt und ist als Aufbaukurs nach einem MBSR- oder MBCT-Kurs gedacht, wenn die Grundlagen der Achtsamkeit bereits entwickelt wurden. In diesem Format geht es um die Entwicklung und den Ausbau von Selbstmitgefühl und dem Mitgefühl mit anderen.

Empfehlungen zu den Hintergründen der Buddhistischen Philosophie und Psychologie

Buddhistische Psychologie

Anderssen-Reuster, U., Meibert, P. & Meck, S. (2013). Psychotherapie und buddhistisches Geistestraining. Methoden einer achtsamen Bewusstseinskultur. Stuttgart: Schattauer.

Anderssen-Reuster, U. (2023). Buddhistische Basics für Psychotherapeuten. Stuttgart: Schattauer.

Hanson, R. (2018). Denken wie ein Buddha. Gelassenheit und innere Stärke durch Achtsamkeit. München: Heyne.

Kornfield, J. (2008). Das Weise Herz. Die universellen Prinzipien buddhistischer Psychologie. München: Arkana.

Buddhismus allgemein

Batchelor, S. (2012). Bekenntnisse eines ungläubigen Buddhisten. Eine spirituelle Suche. Freiburg: Herder.

Dalai Lama (2014). Die Essenz der Lehre Buddhas. München: Heyne.

Salzberg, S. (2002). Ein Herz so weit wie die Welt. Buddhistische Achtsamkeitsmeditation als Weg zu Weisheit, Liebe und Mitgefühl. München: dtv.

von Allmen, F. (2016). Die Freiheit entdecken. Grundlagen buddhistischer Erkenntnis-Meditation. Lenzkirch-Raitenbuch: Norbu.

Williams, M., Kabat-Zinn, J. et al. (2018). Achtsamkeit. Ihre Wurzeln, ihre Früchte. Freiburg: Arbor.

Spirituelle Krisen und Nebenwirkungen

Hofmann, L. & Heise, P. (2017). Spiritualität und spirituelle Krisen. Handbuch zu Theorie, Forschung und Praxis. Stuttgart: Schattauer.

https://www.cheetahhouse.org/: Organisation, die sich der Erforschung und Unterstützung bei der Erfahrung von Meditations-assoziiertem Dysstress widmet.

Aus den **Mind and Life Conferences** ist eine Reihe von Büchern entstanden. Das Mind and Life Institute hat sich der Förderung der Erforschung kontemplativer Praktiken im Zusammenhang mit westlicher Neurowissenschaft verschrieben. Es wurde in Zusammenarbeit mit dem Dalai Lama ab 1987 entwickelt. www.mindandlife-europe.org

- Ekman, P. & Dalai Lama (2008). Gefühl und Mitgefühl. Emotionale Achtsamkeit und der Weg zum seelischen Gleichgewicht. Heidelberg: Spektrum.
- Goleman, D. (2003). Dialog mit dem Dalai Lama. Wie wir destruktive Emotionen überwinden können. München: Hanser.

INFO 70 • Ⓥ

Kurssuche und Retreat-Zentren

Aufgrund der im Buch mehrfach erwähnten Anforderungen an qualifizierte Kursleiter:innen empfiehlt es sich, nach deren Akkreditierungen im Rahmen der Qualitätskriterien des IPA (International Panel for Acknowledgement of MBPs) zu schauen.

- In Deutschland ist der MBSR-MBCT-Verband zuständig: https://www.mbsr-verband.de
  Auf dieser Website finden sich auch Kursanbieter, Qualitätskriterien, Ausbildungsmöglichkeiten und vielfache Hintergründe zu MBSR, MBCT und anderen achtsamkeitsbasierten Interventionen.
- In der Schweiz gibt es den MBSR-Verband Schweiz https://www.mindfulness.swiss
- Auf europäischer Ebene ist die EAMBA (European Associations of Mindfulness Based Approaches) zuständig: https://www.eamba.net

Retreats

Für die Vertiefung der Praxis empfiehlt sich die Teilnahme an einem mehrtägigen Schweigeretreat. Hier wird die kontemplative Tradition aufgegriffen, sich für eine mehr oder weniger lange Zeit von der Alltagswelt zurückzuziehen. Eine solche Zeit kann teilweise oder ganz im Schweigen begangen werden. Es wird in der Regel darauf hingewiesen, dass Menschen, die sich in medizinischer oder psychiatrisch / psychotherapeutischer Behandlung befinden, mit ihren Behandler:innen Rücksprache halten sollten, wie geeignet das geplante Retreat ist.

Auf der Webseite des MBSR-MBCT-Verbandes können mehrtägige Veranstaltungen, die den Verbandskriterien entsprechen, gefunden werden.

Bekannte Retreatzentren (ohne Gewähr)

Deutschland:

- Benediktushof, Holzkirchen: https://www.benediktushof-holzkirchen.de/
- Waldhaus am Laacher See: https://buddhismus-im-westen.de/
- Seminarhaus Engl: https://seminarhaus-engl.de/
- Zen Buddhistisches Zentrum Schwarzwald: https://www.dharma-sangha.de/
- Haus der Stille, Norddeutschland: https://www.hausderstille.org/

Schweiz:

- Beatenberg: https://karuna.ch/
- Felsentor: https://www.felsentor.ch/

Österreich:

- Buddhistisches Zentrum Scheibss: http://www.bzs.at/

Universitäten und Institutionen, die MBCT beforschen und lehren

Großbritannien: University of Oxford: https://www.oxfordmindfulness.org
Bangor University: Centre for Mindfulness: www.bangor.ac.uk/centre-for-mindfulness
Kanada: University Toronto, Mindful Awareness Lab: www.utsc.utoronto.ca/labs/mindful-awareness/

INFO 71 • V

MBCT-Ausbildung und -Zertifizierung

MBCT ist kein eigenes Therapieverfahren und als Präventionskurs für die Rückfallprophylaxe auch kein Psychotherapieverfahren wie die Kognitive Verhaltenstherapie oder die Psychodynamische Psychotherapie. Sie zählt international zu den MBIs, den Mindfulness-Based Interventions. Qualitätskriterien für die Weiterbildung zur MBCT-Lehrerin / zum MBCT-Lehrer haben der MBSR-MBCT-Verband Deutschland sowie der MBSR-Verband Schweiz für den deutschsprachigen Raum entwickelt. Da es hier eine starke Verbreitung von MBSR gibt, wird in Deutschland zurzeit nur eine Kombination von MBSR- und MBCT-Weiterbildung angeboten mit folgenden Voraussetzungen:

Persönliche Voraussetzungen
Eigene Meditationspraxis, die idealerweise schon 1 bis 2 Jahre vor Aufnahme der Tätigkeit als MBCT-Lehrende fest in den Alltag integriert wurde sowie die Teilnahme an mehrtägigen Schweigeretreats. Vor Beginn der Durchführung eines Kurses oder auch im Rahmen des Einzelsettings sollten sich die MBCT-Lehrenden sowohl mit den theoretischen und klinischen Hintergründen vertraut gemacht haben. Sie sollten in der Lage sein, die spezifische Haltung des »mindfulness-based« zu verkörpern.

Fachliche Voraussetzungen
Derzeit gibt es in Deutschland ein 5-tägiges MBCT-Aufbaumodul für ausgebildete MBSR Lehrer:innen. Voraussetzungen dafür sind:

- abgeschlossene MBSR-Ausbildung
- ärztliche, psychosoziale, psychotherapeutische oder spezifische Heilpraktiker- oder Fachpflege-(Psychiatrie-)Ausbildung
- beraterische, betreuerische oder psychotherapeutische Erfahrung in der Arbeit mit depressiv erkrankten Menschen
- Zertifizierung zur MBCT-Lehrerin: Unterrichten eines achtwöchigen MBCT-Kurses unter Supervision durch einen im Unterrichten von MBCT-Kursen erfahrenen Supervisor / einer Supervisorin

Voraussetzungen für den Start einer Ausbildung zum MBSR-Lehrenden
Wer eine MBSR-Ausbildung beginnen möchte, muss folgende Voraussetzungen mitbringen:

- Alter in der Regel mind. 30 Jahre
- mindestens 2 Jahre Meditationserfahrung, Erfahrung in meditativer Körperarbeit
- Teilnahme an einem mindestens fünftägigen Schweige-Retreat
- Teilnahme an einem 8-Wochen-MBSR- / MBCT-Kurs

Die gesetzlichen Krankenkassen bezuschussen MBSR als Präventionsmaßnahme. Dazu muss die Kursleitung eine zertifizierte Ausbildung als MBSR-Lehrer bzw. -Lehrerin nachweisen und zusätzlich die im Leitfaden Prävention geforderten Mindestkompetenzen erfüllen. Die Teilnahme an einem MBCT-Kurs wird in Deutschland in der Regel nicht von den Krankenkassen bezuschusst. Jedoch sind Einzelfallentscheidungen möglich. Weitere Informationen zum Zertifizierungsprozedere und den Qualitätskriterien finden Sie auf der Seite des Berufsverbandes www.mbsr-verband.de oder bei www.achtsamkeitsinstitut-ruhr.de

Literatur

Anderssen-Reuster, U., Meibert, P. & Meck, S. (Hrsg.). (2013). Psychotherapie und buddhistisches Geistestraining. Methoden einer achtsamen Bewusstseinskultur. Stuttgart: Schattauer.

Beck, J. (2000). Der Weg der Achtsamkeit: Wie Zen uns hilft, den Herausforderungen des Lebens zu begegnen. München: O.W. Barth Verlag.

Bion, W.R. (2001). Lernen aus Erfahrung. München: O.W. Barth Verlag.

Bowles, N.I., Davies, J.N. & Van Dam, N.T. (2022). Dose-response Relationship of Reported Lifetime Meditation Practice with Mental Health and Wellbeing: A Cross-sectional Study. Mindfulness, 13, 2529–2546.

Brandsma, R. (2024). Den Raum halten. Handbuch für das Unterrichten von Achtsamkeit. Freiburg: Arbor.

Brach, T. (2014). Einführung in die Meditation. Dorfen: Koha.

Brakemeier, E.-L. & Guhn, A. (2022). Psychotherapieansätze als Sekundär- und Tertiärtherapie bei therapieresistenten Depressionen und bipolaren Störungen. In M. Bauer, A. Berghöfer, E.-L. Brakemeier & M. Adli (Hrsg.), Therapieresistenz bei Depressionen und bipolaren Störungen. Heidelberg: Springer.

Britton, W., Lindahl, J.R., Cooper, D.J., Canby, N.K. & Palitsky, R. (2021). Defining and Measuring Meditation-Related Adverse Effects in Mindfulness-Based Programs. Clinical Psychological Science, 9(6), 1185–1204.

Buckman, J.E.J., Underwood, A., Clarke, K., Saunders, R., Hollon, S.D., Fearon, P. & Pilling, S. (2018). Risk factors for relapse and recurrence of depression in adults and how they operate: A four-phase systematic review and meta-synthesis. Clinical Psychology Review, 64, 13–38.

Buckner, R. L. et al. (2008). The brain's default network: anatomy, function, and relevance to disease. Annals of the New York Academy of Sciences, 1124, 1–38.

Cairncross, M. & Miller, C.J. (2020). The Effectiveness of Mindfulness-Based Therapies for ADHD: A Meta-Analytic Review. Journal of Attention Disorders, 24(5), 627–643.

Chong, D., Qu, D., Xi, Y. & Chen, R. (2024). Complex posttraumatic stress disorder (CPTSD) is uniquely linked to suicidality beyond posttraumatic stress disorder (PTSD) in adults with childhood maltreatment: A multinational study across four countries. Social Science & Medicine, 362, 117406.

Conklin, Q.A., Zanesco, A.P., King, B.G., Epel, E.S. & Saron, C.D. (2024). Changes in peripheral oxytocin and vasopressin during a silent month-long Insight meditation retreat. Frontiers in Endocrinology, 15, 1345527.

Crane, R.S., Brewer, J., Feldman, C. et al. (2017). What defines mindfulness-based programs? The warp and the weft. Psychological Medicine, 47(6), 990–999.

de Aguiar, K.R., Bilhalva, J.B., Cabelleira, M.D., Guimarães, G.O. et al. (2022). The impact of mindfulness on suicidal behavior: a systematic review. Trends in Psychiatry and Psychotherapy, 44, e20210316.

Deckersbach, T., Hölzel, B., Eisner, L., Lazar, S. & Nierenberg, A. (2015). Achtsamkeitsbasierte Kognitive Therapie bei Bipolaren Störungen: Das Therapiemanual. Stuttgart: Schattauer.

de Klerk-Sluis, J.M., Huijbers, M.J., Löcke, S., Spijker, J., Spinhoven, P., Speckens, A.E.M. & Ruhe, H.G. (2022). Factors associated with relapse and recurrence of major depressive disorder in patients starting mindfulness-based cognitive therapy. Depression and Anxiety, 39, 113–122.

Desrosiers, A., Vine, V., Klemanski, D.H. & Nolen-Hoeksema, S. (2013). Mindfulness and emotion regulation in depression and anxiety: Common and distinct mechanisms of action. Depression and Anxiety, 30, 654–661.

Deutsche Gesellschaft für Psychosomatische Medizin und Ärztliche Psychotherapie e.V. (DGPM) (2016). Nationale Versorgungsleitlinie Unipolare Depression https://register.awmf.org/de/leitlinien/detail/nvl-005

Deutsche Gesellschaft für Psychosomatische Medizin und Ärztliche Psychotherapie e.V. (DGPM) (2021). Angsterkrankungen: Leitlinie: https://register.awmf.org/de/leitlinien/detail/051-028

DGBS e.V. und DGPPN e.V. (2019). S3-Leitlinie zur Diagnostik und Therapie Bipolarer Störungen. Langversion. https://dgbs.de/fileadmin/cust/verein/pdf/S3_Leitlinie_Bipolar.pdf

Dhammatalks, The Arrow. Sallattha Sutta (SN 36:6). www.dhammatalks.org/suttas/SN/SN36_6.html

Ehlers, A. & Franke, G.H. (1997). Fragebogen zu automatischen Gedanken (ATQ). In A. Ehlers & G.H. Franke (Hrsg.), Diagnostische Verfahren in der Psychotherapie (S. 123-126). Göttingen: Hogrefe.

Erfurth, A. & Sachs, G. (2018). Bipolare Störungen. psychopraxis. neuropraxis 21, 123–127.

Farb, N. & Segal, Z. (2024). Better in every Sense. How the new science of sensation can help you reclaim your life. London: Hodder & Stoughton.

Germer, C. (2010). Der achtsame Weg zur Selbstliebe. Wie man sich von destruktiven Gedanken und Gefühlen befreit. Freiburg: Arbor.

Goldberg, S.B., Lam, S.U., Britton, W.B. & Davidson, R.J. (2021). Prevalence of meditation-related adverse effects in a population-based sample in the United States. Psychotherapy Research, 32(3), 291–305.

Griffith, G.M., Crane, R.S., Karunavira & Koerbel, L. (2021). The Mindfulness-Based Interventions: Teaching and Learning Companion (MBI:TLC). In R.S. Crane, Karunavira & G.M. Griffith (Eds.), Essential resources for mindfulness teachers. London: Routledge.

Grunze, H. & Hall, S. (2019). Fortschritte in der Diagnostik und Behandlung bipolarer Störungen. DNP, 20, 74–84.

Heinig, I., Wittchen, H.U. & Knappe, S. (2021). Help-Seeking Behavior and Treatment Barriers in Anxiety Disorders: Results from a Representative German Community Survey. Community Mental Health Journal, 57, 1505–1517.

Hofmann, L. & Heise, P. (Hrsg.). (2017). Spiritualität und spirituelle Krisen. Handbuch zu Theorie, Forschung und Praxis. Stuttgart: Schattauer.

Hollon, S.D., Munoz, R.F. & Shadish, W.R. (2005). Cognitive therapy to prevent depressive relapse in adults. Journal of Consulting and Clinical Psychology, 73(5), 951–957.

Ivey, G. (2015). The mindfulness status of psychoanalytic psychotherapy., Psychoanalytic Psychotherapy, 29(4), 382–398.

Kabat-Zinn J. (2013). Gesund durch Meditation. Das große Buch der Selbstheilung mit MBSR. München: Knaur.

Kabat-Zinn, J. & Chapman-Waldrop, A. (1988). The use of mindfulness meditation in the treatment of anxiety and stress. Journal of Clinical Psychology, 44(2), 195–206.

Kendall, P.C. & Hollon, S.D. (1979). Cognitive changes during psychotherapy: Theory and practice. Journal of Consulting and Clinical Psychology, 47(6), 1022–1030.

Kornfield, J. (2007). Frag den Buddha und geh den Weg des Herzens. Berlin: Ullstein.

Kornfield, J. (2008). Das Weise Herz. Die universellen Prinzipien buddhistischer Psychologie. München: Arkana.

Kornfield, J. (2010). Nach der Erleuchtung Wäsche waschen und Kartoffeln schälen. Wie spirituelle Erfahrung das Leben verändert. München: Goldmann.

Külz, A.K., Landmann, S., Cludius, B. et al. (2019). Mindfulness-based cognitive therapy (MBCT) in patients with obsessive–compulsive disorder (OCD) and residual symptoms after cognitive behavioral therapy (CBT): A randomized controlled trial. European Archives of Psychiatry and Clinical Neuroscience, 269, 223–233.

Külz, A. & Rose, N. (2014). Achtsamkeitsbasierte kognitive Therapie (MBCT) für Patienten mit Zwangsstörung – Eine Adaptation des Originalkonzepts. Psychotherapy Psychosomatics and Medical Psychology, 64(01), 35–40.

Li, Y., Ju, R., Hofmann, S., Chiu, W., Guan, Y., Leng, Y. & Liu, X. (2023). Distress tolerance as a mechanism of mindfulness for depression and anxiety: Cross-sectional and diary evidence. International Journal of Clinical and Health Psychology, 23(4), 100392.

Lubbers, J., Spinhoven, P., Cladder-Micus, M.B. et al. (2024). Change in Mindfulness Profiles After Mindfulness-Based Cognitive Therapy for Major Depressive Disorder. Mindfulness, 15, 1682–1700.

Matiz, A., Chiesa, A., D'Antoni, F. et al. (2025). Training for Mindfulness Teachers: Benefits for Mindfulness, Well-being, and Emotion Regulation. Mindfulness, 16, 465–476.

Michalak, J., Hölz, A. & Teismann, T. (2011). Rumination as a predictor of relapse in mindfulness-based cognitive therapy for depression. Psychology and Psychotherapy: Theory, Research and Practice, 84, 230–236.

Michalak, J., Burg, J.M. & Heidenreich, T. (2012). Don't forget your body: Mindfulness, embodiment, and the treatment of depression. Mindfulness, 3, 190–199.

Michalak, J., Weidenfeller, S. & Heidenreich T. (2017). Achtsamkeitspraxis und ihre Bedeutung in der Psychotherapie. PiD - Psychotherapie im Dialog, 18(04), 18–23.

Michalak, J., Rohde, K. & Troje, N. F. (2015). How we walk affects what we remember: Gait modifications through biofeedback change negative affective memory bias. Journal of Behavior Therapy and Experimental Psychiatry, 46, 121–125.

Michalak, J., Troje, N.F. & Heidenreich, T. (2010). Embodied effects of mindfulness-based cognitive therapy. Journal of Psychosomatic Research, 68, 312–313.

Nationale Versorgungsleitlinie Unipolare Depression https://register.awmf.org/de/leitlinien/detail/nvl-005

Nolen-Hoeksema, S. (2000) The role of rumination in depressive disorders and mixed anxiety/depressive symptoms. Journal of Abnormal Psychology 109, 504–511.

Oliva, F., Malandrone, F., di Girolamo, G., Mirabella, S., Colombi, N., Carletto, S. & Ostacoli, L. (2021). The efficacy of mindfulness-based interventions in attention-deficit / hyperactivity disorder beyond core symptoms: A systematic review, meta-analysis, and meta-regression. Journal of Affective Disorders, 292, 475–486.

Ott, U. (2010). Meditation für Skeptiker. München: O.W.Barth Verlag.

Penman, D. & Burch, V. (2020). Schmerzfrei durch Achtsamkeit. Die effektive Methode zur Befreiung von Krankheit und Stress. Reinbek: Rororo.

Perls, F. (1951). Gestalt Therapy: Excitement and Growth in the Human Personality. New York: Julian Press.

Poissant, H., Mendrek, A., Talbot, N., Khoury, B. & Nolan, J. (2019). Behavioral and Cognitive Impacts of Mindfulness-Based Interventions on Adults with Attention-Deficit Hyperactivity Disorder: A Systematic Review. Behavioral Neurology, 5682050.

Raichle, M.E. et al. (2001). A default mode of brain function. Proceedings of the National Academy of Sciences, 98(2), 676–682.

Reddemann, L. (2016). Imagination als heilsame Kraft (24. Aufl.). Stuttgart: Klett-Cotta.

Reddemann L. (2021). Psychodynamisch Imaginative Traumatherapie. Ein Mitgefühls- und Ressourcen-orientierter Ansatz in der Psychotraumatologie. Stuttgart: Klett-Cotta.

Reis, A., Westhoff, M., Quintarelli, H. & Hofmann, S. (2024). Mindfulness as a therapeutic option for obsessive-compulsive disorder, Expert Review of Neurotherapeutics, 24, 8, 735–741.

Rothschild, B. (2011). Der Körper erinnert sich: Die Psychophysiologie des Trauma und der Traumabehandlung. Essen: Synthesis.

Rugenstein, K. & Gumz, A. (2017). Achtsamkeit in der psychodynamischen Therapie: Integration und Prinzipien. PiD – Psychotherapie im Dialog, 18(04), 78–80.

Sabé, M., Kohler, R., Perez, N., Sauvain-Sabé, M., Sentissi, O., Jermann, F., Prada, P., Perroud, N. & Böge, K. (2024). Mindfulness-based interventions for patients with schizophrenia spectrum disorders: A systematic review of the literature, Schizophrenia Research, 264, 191–203.

Schäfer, M., Reif, A. & Juckel, G. (Hrsg.). (2016). Therapie-Tools Bipolare Störungen. Weinheim: Beltz.

Schellens, D. (2014). Alles kann auch ganz anders sein. Aber: Wie soll ich das erkennen? Überlegungen zur Entwicklung der Fähigkeit der »gleichschwebenden Aufmerksamkeit«. Unveröffentlichte Arbeit zur Anerkennung als Lehranalytikerin – Befugnis bei der DGIP.

Segal, Z.V., Gemar, M. & Williams, S. (1999). Differential cognitive response to a mood challenge following succesful cognitive therapy or pharmacotherapy for unipolar depression. Journal of Abnormal Psychology, 108, 3–10.

Segal, Z.V., Kennedy, S., Gemar, M., Hood, K., Pedersen, R. & Buis, T. (2006). Cognitive reactivity to sad mood provocation and the prediction of depressive relapse. Archives of General Psychiatry, 63, 749–755.

Segal Z., Williams M. & Teasdale, J. (2015). Die Achtsamkeitsbasierte Kognitive Therapie der Depression (2. Aufl.). Tübingen: DGVT.

Stalmeier, T.D.M., Lubbers, J., Cladder-Micus M.B., Hanssen, I. et al. (2022). Mindfulness based cognitive therapy (MBCT) reduces depression-related self-referential processing in patients with bipolar disorder: An exploratory task-based study. Cognition and Emotion, 36(7), 1255–1272.

Stange, J.P., Eisner, L.R., Hölzel, B.K., Peckham, A.D. et al. (2011). Mindfulness-based cognitive therapy for bipolar disorder: Effects on cognitive functioning. Journal of Psychiatric Practice, 17(6), 410–419.

Strege, M.V., Richey, J.A. & Siegle, G.J. (2022). What does «staying well" after depression mean? Chronic low grade symptomatology after treatment for depression is common. Journal of Affective Disorders, 317, 228–235.

Teasdale, J.D. (1988). Cognitive vulnerability to persistent depression. Cognition and Emotion, 2, 247–274.

Terneß, G. (2024). Zen und Achtsamkeit in psychodynamischen Verfahren. Bachelorarbeit MSH Medical School Hamburg.

Thanissaro Bhikkhu (2013). »Sallatha Sutta: The Arrow« (SN 36.6), translated from the Pali by Thanissaro Bhikkhu. *Access to Insight (BCBS Edition)*, 30 November 2013, http://www.accesstoinsight.org/tipitaka/sn/sn36/sn36.006.than.html.

Treleaven, D. (2021). Traumasensitive Achtsamkeit. Freiburg: Arbor.

Tremmel, M. & Ott, U. (2017). Negative Wirkungen von Meditation. In L. Hofmann & P. Heise (Hrsg.), Spiritualität und spirituelle Krisen. Handbuch zu Theorie, Forschung und Praxis (S. 233–243). Stuttgart: Schattauer.

Van den Brink, E. & Koster, F. (2013). Mitfühlend leben. Mit Selbst-Mitgefühl und Achtsamkeit die seelische Gesundheit stärken. München: Kösel.

Vittengl, J.R., Clark, M.A. & Thase, M.E. (2007). Reducing relapse and recurrence in unipolar depression: A quantitative review of cognitive-behavioral therapy. Journal of Consulting and Clinical Psychology, 75(3), 510–522.

von Allmen, F. (2016). Die Freiheit entdecken. Grundlagen buddhistischer Erkenntnis-Meditation. Lenzkirch: Norbu.

Weischede, G. & Zwiebel, R. (2009). Neurose und Erleuchtung. Anfängergeist im Zen und Psychoanalyse. Ein Dialog. Stuttgart: Klett-Cotta.

Weiss, H. & Harrer, M. (2010). Achtsamkeit in der Psychotherapie. »Verändern durch Nicht-Verändern-Wollen« – ein Paradigmenwechsel. Psychotherapeutenjournal, 1, 14–24.

Williams, M., Fennell, M., Barnhofer, T., Crane, R. & Silverton, S. (2017). Achtsamkeit und die Transformation von Verzweiflung. Mit suizidgefährdeten Menschen arbeiten. Freiburg: Arbor.

Williams, M., Kabat-Zinn, J. et al. (2018). Achtsamkeit. Ihre Wurzeln, ihre Früchte. Freiburg: Arbor.

Williams, J.M.G., Russell, I.T., Crane, C. et al. (2010). Staying well after depression: trial design and protocol. BMC Psychiatry, 10, 23.

Williams, M., Teasdale, J., Segal, Z. & Kabat-Zinn, J. (2010). Der achtsame Weg durch die Depression. Freiburg: Arbor.

Yang, X., Fang, Y., Chen, H. et al. (2021). Global, regional and national burden of anxiety disorders from 1990 to 2019: Results from the Global Burden of Disease Study 2019. Epidemiology and Psychiatric Sciences, 30, e36.

Zeidan, F. et al. (2010). Mindfulness meditation improves cognition: Evidence of brief mental training. Consciousness and cognition, 19(2), 597–605.

Zwiebel, R. (2013). Was macht einen guten Psychoanalytiker aus? Grundelemente professioneller Psychotherapie. Stuttgart: Klett-Cotta.